肩关节外科手术技术进展

Shoulder Surgery: Advances in Operative Techniques

主　编　（美）珍尼弗·沃德（Jennifer Ward）

主　译　李　威　马　宁　贾治伟

副主译　田　康　安佰京　赵　斌　顾东强　程　实

北方联合出版传媒（集团）股份有限公司

辽宁科学技术出版社

This is a translation of Shoulder Surgery: Advances in Operative Techniques by Jennifer Ward, published by arrangement with Foster Academics through Kologne International Private Limited.

©2024，辽宁科学技术出版社。

著作权合同登记号：第06-2023-192号。

图书在版编目（CIP）数据

肩关节外科手术技术进展/（美）珍尼弗·沃德（Jennifer Ward）主编；李威，马宁，贾治伟主译.—沈阳：辽宁科学技术出版社，2024.8

ISBN 978-7-5591-3491-2

Ⅰ.①肩…　Ⅱ.①珍…　②李…　③马…　④贾…　Ⅲ.①关节—关节疾病—外科手术　Ⅳ.①R687.4

中国国家版本馆CIP数据核字（2024）第060218号

出版发行：辽宁科学技术出版社
　　　　　（地址：沈阳市和平区十一纬路25号　邮编：110003）
印 刷 者：辽宁新华印务有限公司
经 销 者：各地新华书店
幅面尺寸：210mm×285mm
印　　张：9.5
插　　页：4
字　　数：200千字
出版时间：2024年8月第1版
印刷时间：2024年8月第1次印刷
责任编辑：吴兰兰
封面设计：颖　溢
版式设计：颖　溢
责任校对：黄跃成

书　　号：ISBN 978-7-5591-3491-2
定　　价：168.00元

投稿热线：024-23284363
邮购热线：024-23284502
E-mail:2145249267@qq.com
http://www.lnkj.com.cn

译者名单

主　译

李　威　中国人民解放军总医院第四医学中心　　　马　宁　中国人民解放军总医院第四医学中心

贾治伟　北京中医药大学东直门医院

副主译

田　康　大连医科大学附属第一医院　　　　　　安佰京　中国人民解放军总医院第四医学中心

赵　斌　中国人民解放军总医院第四医学中心　　顾东强　中国人民解放军总医院第四医学中心

程　实　广东省人民医院

译　者（按照姓氏拼音排序）

安文博　甘肃中医药大学附属医院　　　　　　　陈　磊　中国人民解放军总医院第四医学中心

丁振声　内蒙古乌兰察布第三医院　　　　　　　傅光涛　广东省人民医院

古浩然　中国人民解放军陆军第九四七医院　　　何红艳　中国人民解放军总医院第四医学中心

黄崇铨　广东省人民医院　　　　　　　　　　　吉志强　河北省曲周县医院

季洪亮　洛阳市东方人民医院　　　　　　　　　柯　晋　南方医科大学珠江医院

孔祥旭　山东省滨州市人民医院　　　　　　　　孔长旺　中部战区总医院

李　岩　河南省洛阳正骨医院　　　　　　　　　李　义　辽宁省凤城市中心医院

李海峰　中国人民解放军总医院第四医学中心　　李靖南　大连医科大学附属第一医院

李小永　陕西省宝鸡市中医医院　　　　　　　　李星萱　北京中医药大学东直门医院

刘春杰　河南省新乡卢氏骨科医院　　　　　　　刘东华　北京中医药大学东直门医院

刘龙金　重庆市忠县人民医院　　　　　　　　　刘雨丰　中国人民解放军总医院第四医学中心

莫　涛　河南省洛阳市第三人民医院　　　　　　彭东升　四川省成都市金堂仁友骨科医院

彭鹏豪　广州市正骨医院　　　　　　　　　　　齐　玮　中国人民解放军总医院第四医学中心

齐纪元　大连医科大学附属第一医院　　全　琦　中国人民解放军总医院第四医学中心

任晓华　北京市丰台区南苑医院　　孙　永　中国人民解放军总医院第四医学中心

唐　昊　北京中医药大学东直门医院　　汪　牛　安徽省淮北市人民医院

汪大伟　中国人民解放军总医院第四医学中心　　王　龙　中国人民解放军总医院第四医学中心

王　强　北京中医药大学东直门医院　　王　懿　北京中医药大学东直门医院

王德欣　中国人民解放军联勤保障部队第九六二医院　　王文娟　中国人民解放军总医院第四医学中心

卫秀洋　武警福建省总队医院　　魏明珠　北京中医药大学东直门医院

肖　群　湖北省荆门市中医医院　　谢宗均　北京中医药大学东直门医院

徐　教　北京中医药大学东直门医院　　徐　谦　中国人民解放军联勤保障部队九一〇医院

许　巍　中国人民解放军联勤保障部队九八三医院　　杨　涛　广东省人民医院

姚孟宇　广东省人民医院　　殷　实　北京中医药大学东直门医院

尹合勇　首都医科大学附属北京友谊医院　　余疆伟　大连医科大学附属第一医院

张　彬　四川省泸州市中医医院　　张　宇　山东省滨州市人民医院

张　越　河北省唐山市开滦总医院　　张兵刚　甘肃中医院大学附属医院

张陇豫　北京中医药大学东直门医院　　张舜欣　中国人民解放军总医院第二医学中心

张永祥　贵州中医药大学第二附属医院　　赵建国　山西省大同市第三人民医院

赵玉龙　河南省新乡市中心医院　　赵之栋　中国人民解放军总医院第四医学中心

郑雪峰　内蒙古阿荣旗人民医院　　钟　华　南方医科大学第五附属医院

钟国庆　广东省人民医院　　钟黎明　福建省漳州市第三医院

周陈恒　江苏省徐州利国医院

前　言

　　人们常说书籍是人类的宝藏，书籍记录着每一次进步，并将知识代代相传，在我们的生活中扮演着至关重要的角色。因此，在编写本书时，我既兴奋又紧张。当想到能做出成绩时，我很高兴；然而当想到学生们的未来也可能取决于此书时，我又感到非常紧张。因此，我花了几个月的时间来进行研究和复习，也探索了更多新的方向。在此之后，我开始了这本书的编写。

　　肩关节手术常用于治疗肩部疾病，包括修复组织、肌肉和关节损伤。肩部手术针对的两种主要情况是肩关节脱位和肩锁关节脱位。关节镜手术和Latarjet手术是治疗肩关节脱位的常用方法，Weaver-Dunn手术是治疗肩锁关节脱位的主要术式。本书介绍了世界多地正在进行的一些重要工作，涉及与肩部手术相关的各种主题。本书还回顾了肩部手术的进展，并详细介绍了它们的应用。学生、医生、专家以及所有与肩部手术相关的人都将从本书中受益。

　　衷心地感谢我的出版商，感谢他们给予的机会以及对我的信心。我还要感谢编辑团队，工作中的每一步都离不开他们的密切配合，他们为这本书的出版做出了巨大贡献。最后还要感谢我的朋友和同事们的支持。

编者

目 录

第一章
上关节囊重建：处理不可修复肩袖撕裂的新技术进展

Alexander Golant, Daiji Kano, Tony Quach, Kevin Jiang, Jeffrey E. Rosen

译者：李靖南　齐纪元　季洪亮　任晓华　卫秀洋　张陇豫　徐　教　余疆伟

审校：马　宁　田　康

摘要

　　肩袖损伤是肩关节功能受限的常见原因，修复失败或无法修复的风险因素包括高龄、慢性退变性撕裂以及巨大肩袖撕裂。对于无法修复的肩袖撕裂，目前的处理方式包括关节清理、部分修复、肱二头肌长头腱切断、移植物桥接、肌腱转位和反肩置换。上关节囊重建目前已经作为不可修复肩袖撕裂的替代治疗方案，并获得了良好的短期疗效，然而，目前仍缺乏基于大量临床样本的、结果一致的长期随访研究。本章对肩袖和肩关节囊的解剖结构及功能、肩袖损伤尤其是不可修复肩袖撕裂的病理改变进行了回顾，并对上关节囊重建的基本原理、手术技术、临床治疗效果及临床进展进行了综述和展望。

关键词：肩关节，肩袖损伤，巨大肩袖撕裂，不可修复肩袖撕裂，肩袖修复，上关节囊重建

1　简介

　　全球有数百万人患有肩袖损伤，随着年龄的增长肩袖损伤的患病率也逐渐增加，给老龄化社会带来了沉重的医疗负担[1]。慢性的大肩袖撕裂乃至巨大肩袖撕裂通常被认为是无法修复的，多由于肩袖肌腱质量差、肌腱回缩、肌肉萎缩及脂肪浸润[2]。对于此类肩袖撕裂的临床修复方式尚未获得临床治疗效果一致性的共识[2-4]，包括以减轻疼痛为目的的保留或不保留肱二头肌长头腱的关节清理术、改善前/后力偶平衡的部分修复手术、以恢复肩袖结构完整为目的的补片修复术以及肌腱转位技术。反式全肩关节（反肩）置换术（Reverse Total Shoulder Arthroplasty，RTSA）为不可修复肩袖撕裂提供了另外一种治疗选择并展示了良好的治疗效果，也越来越受欢迎，但反肩置换术只适用于老年患者；对于更年轻或运动活跃的患者，尤其盂肱关节尚未出现退变性关节炎的患者，巨大不可修复肩袖撕裂的修复仍然是临床治疗难题。

　　Mihata等提出了上关节囊重建（Superior Capsular Reconstruction，SCR）的治疗新技术，并报道了24例使用该技术治疗的有症状的不可修复肩袖撕裂，短期临床结果令人鼓舞[2]。然而，在面对不可修复肩

袖撕裂修复困难的问题上，尽管上关节囊重建技术对临床医生有很强的吸引力，也在短时间内迅速流行，但由于缺乏基于大量临床样本的长期随访结果，对该技术的广泛应用仍需谨慎。本章对肩袖和肩关节囊的解剖结构及功能、肩袖损伤的病理改变进行了回顾，并对不可修复肩袖撕裂进行上关节囊重建的基本原理、手术技术、临床治疗效果及临床进展进行了综述和展望。

2　肩袖的解剖、生物力学及功能

2.1　肩袖的解剖结构

2.1.1　肩袖、肩袖间隙、新月体和肩袖索

肩袖由约束盂肱关节的肌腱组成，包括冈上肌（Supraspinatus，SS）、冈下肌（Infraspinatus，IS）、小圆肌（Teres Minor，TM）和肩胛下肌（Subscapularis，SSC）[5-6]（**图1.1**）。肩袖损伤最常累及冈上肌，它起自肩胛骨上部的冈上窝，止于肱骨大结节的前上部。冈下肌起自肩胛骨下部的冈下窝，止于肱骨大结节的后上部。肩袖撕裂很少累及小圆肌，它起自肩胛骨的外侧下半部冈下肌下方，止于大结节和肱骨头的后下部。肩胛下肌是肩袖肌群中最大的肌肉，起自肩胛下窝，深达喙突，止于肱骨小结节。肩袖的神经支配来自C5–C6神经根，肩胛上神经支配冈上肌和冈下肌，腋神经支配小圆肌，肩胛下神经支配肩胛下肌。肩袖不同部分的紧密交织和汇集组成了维持盂肱关节稳定和功能的重要结构，包括肩袖间隙、新月体和肩袖索。

肩袖间隙（**图1.1a**）是冈上肌前缘和肩胛下肌上缘之间的三角形间隙，包含前盂肱关节囊、喙肱韧带（CHL）和盂肱上韧带（SGHL）。肩袖间隙有助于将肱二头肌长头腱稳定在结节间沟内，也有助于稳定盂肱关节[7-8]。冻结肩发病时前方结构的粘连和挛缩也与肩袖间隙有关。

肩袖新月体是较薄的层状肩袖肌腱，由冈上肌和冈下肌止点的远端部分构成。新月体近端由束状、较粗的纤维（即肩袖索，其走行垂直于冈上肌、冈下肌）束缚。Burkhart等通过对20例肩袖撕裂的尸体标本进行生物力学研究，发现肩袖索可作为新月体的生物力学屏障，并与新月体共同组成一个"吊桥"结构。根据上述的力学结构特征，新月体结构的撕裂对肩关节功能影响较小，而当撕裂累及肩袖索结构时会明显减弱其在前、后肩袖之间分配负荷和张力的能力，从而影响其对肱骨头的动态稳定作用[9]。了解上述的肩袖生物力学特征有助于指导临床决策，为判断肩袖撕裂是否需要手术修复治疗提供参考。

2.1.2　关节囊及盂肱韧带

肩袖被认为是盂肱关节的主要动态稳定结构，而盂肱关节囊则是盂肱关节的重要静态稳定结构。它是位于肩袖深面的膜状结构，起源于关节盂颈部的内侧，横向走行并附着于肱骨解剖颈。

盂肱关节囊前方较后方厚，前方关节囊局部增厚形成韧带样结构，称为盂肱韧带（Glenohumeral

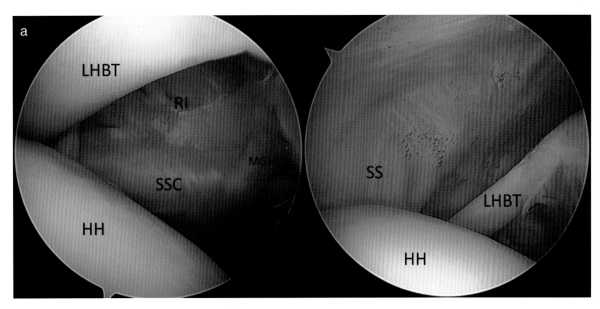

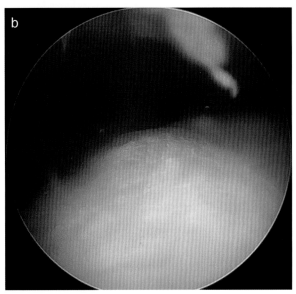

图1.1 肩袖肌腱的关节镜下视图（左肩）。a. 后方入路关节内视图，可以看到肱骨头（HH）、冈上肌（SS）、肩胛下肌（SSC）、肱二头肌长头腱（LHBT）、盂肱中韧带（MGHL）和肩袖间隙（RI）。b.上肩袖滑囊侧（SS和IS）

Ligaments，GHL），包括盂肱上韧带、盂肱中韧带和盂肱下韧带前束；后方关节囊局部增厚形成盂肱下韧带后束，但在其上方没有单独的韧带。盂肱下韧带的前、后束之间，盂肱关节囊形成腋囊（Axillary Pouch），外展时收紧，内收时松弛[3-5,10]。腋囊体积的减小或消失常见于粘连性肩关节囊炎（也称为冻结肩），而腋囊的增大或扩张常见于肩关节多向不稳定。

盂肱关节上关节囊较薄，相关研究较少。上关节囊起源于关节盂颈及其前后的附属结构，向外侧延伸并直接走行于冈上肌（SS）和冈下肌（IS）前部的下方，附着于肱骨大结节（GT）表面积的30%～61%[5,10]。Nimura等在肩关节尸体标本上对上关节囊在大结节止点的附着宽度进行了测量研究，表明上关节囊在冈上肌（SS）前缘和冈下肌（IS）后缘附着宽度较大，即足印较厚［分别为（5.6±1.6）mm

和（9.1±1.7）mm］，而肩袖中间区域靠近冈上肌（SS）后缘的附着宽度较小［（4.4±1.2）mm］，位于大结节前缘后方11mm处的关节囊最薄，非常靠近冈上肌锥形止点的后缘，作者指出这可能是退行性肩袖撕裂的原因[5]。上关节囊与冈上肌、冈下肌关系密切，其撕裂通常会与典型的肩袖全层撕裂同时发生[1-4]。

2.2　肩袖的生物力学功能

肩袖是启动肩关节运动，也是维持肩关节动态稳定的重要结构。冈上肌（SS）主要参与肩关节外展，尤其在肩胛骨平面；外旋功能主要由冈下肌（内收位时起主要作用）和小圆肌（外展位时起主要作用）参与，肩胛下肌（SSC）主要参与肩关节内旋功能。此外，冈上肌（SS）通过对肱骨头施加下压作用防止其在肩关节运动时异常地上下移动，特别是在左肩关节主动上举时。前方的肩胛下肌（SSC）与后方的冈下肌（IS）、小圆肌（TM）之间的力偶平衡为肩关节提供了矢状面的稳定性，三角肌收缩产生的向上牵引力与肩胛下肌的下部、冈下肌的下部和小圆肌的平衡为肩关节提供了冠状面的稳定性[11-12]，使肩关节能够在其活动范围内保持稳定。

关节囊是肩关节的静态稳定结构，用于防止肱骨头相对于关节盂的过度移动[5,10]。前方关节囊防止肱骨头向前过度移动，后方关节囊防止肱骨头向后过度移动。目前对上关节囊的功能知之甚少，仍需要进一步研究。Ishihara等通过生物力学研究发现上关节囊在肩关节各方向运动中起到重要的稳定作用，将其切除会显著增加肱骨头的异常移动，尤其是向上移动[10]，导致肩峰到肱骨头的距离即肩肱距（Acromiohumeral Distance，AHD）减小，AHD的减小常见于慢性巨大撕裂和肩袖撕裂骨关节病患者[2]（**图**1.2）。

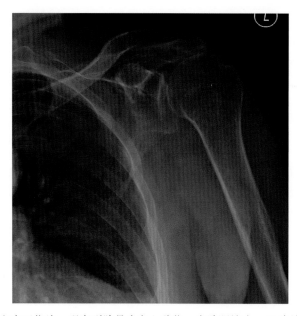

图1.2　肩袖撕裂骨关节病患者左肩正位片。观察到肱骨头向上移位，肩肱距缩小，盂肱关节下方沈通氏线中断

3　肩袖损伤的机制及影响因素

虽然大多数肩袖撕裂病例是在外伤后出现症状，但肩袖撕裂很少发生于正常的肩袖肌腱。撕裂的肩袖经常合并损伤前的退行性改变，因此，导致临床症状出现的损伤因素更像是"压垮骆驼的最后一根稻草"。很多风险因素被认为与肩袖肌腱的退变相关，如表1.1所示。

表1.1　肩袖病变的危险因素

强相关因素	有争议的相关因素或弱相关因素
年龄（尤其>60岁）	围产期激素变化
吸烟史（与吸烟剂量和时间相关）	惯用手侧
家族史	姿势异常
既往肩袖撕裂史	
肿瘤	
高胆固醇血症	
沉重的劳动和过顶运动的运动员（慢性磨损–撕裂）	

肩袖撕裂主要的内在机制是肩袖肌腱细胞的凋亡以及肩袖肌腱慢性微损伤引起的炎症反应。高龄是导致这种机制最常见的原因。年龄因素由于可导致关节退行性改变以及与年龄相关的损伤累积，已经被认为是与肩袖撕裂相关性最高的危险因素[3-4]。老年患者更容易发生巨大肩袖撕裂，Gumina等报道了586例接受关节镜修复的患者，结果显示平均年龄为59岁，其中60岁以上的患者发生大撕裂和巨大撕裂的概率是其他患者的2倍[13]。

此外，血管分布不足会加剧肌腱退变和不愈合，这种影响不仅会随着年龄的增长而更加明显，还会因吸烟等其他因素加剧[4]。吸烟与肩袖损伤的发生率和撕裂程度有很强的剂量和时间相关性，它会对肌腱的血管分布产生负面影响，从而使其容易损伤并阻碍愈合[3-4]。同样，高胆固醇血症也与肩袖疾病有关，目前的机制被认为是，胆固醇代谢副产物在肩袖肌腱内的沉积导致肌腱的生物力学性能减弱并增加了损伤的风险[14]。

遗传倾向可能在肩袖损伤的发生中起作用，小于40岁诊断有肩袖损伤的患者通常有肩袖疾病的家族史[3]，特别是无法修复的肩袖撕裂，研究表明其中存在促进脂肪萎缩和纤维化并抑制肌细胞再生基因的表达[15]。

目前，被普遍接受的肩袖损伤的外在机制源自Neer教授在1972年发表的经典文章"*Anterior Acromioplasty for the Chronic Impingement Syndrome in the Shoulder：a Preliminary Report*"中的观点，同时这也对肩峰撞击和肩袖撕裂的临床治疗起到了重要的指导作用，尽管近年来其中一些概念的有效性受到挑战。Neer认为肩袖肌腱与喙肩弓（包括前外侧肩峰、喙肩韧带和喙突）下方的反复接触会导致肌腱损伤，从而产生肩峰下或喙突下撞击，并在晚期进一步发展为肩袖肌腱的撕裂[16]。之前的研究普遍认为肩峰形态（平坦、弧形或是钩状）和肩峰下病变的存在是导致症状性肩袖疾病的重要因素，因此需要通过肩峰成形以及喙肩韧带松解来增大喙肩弓下方的空间[17]。然而，最近的研究对这些手术的必要性提出了质疑[18]，有研究更加关注肩胛骨的位置及其动态功能，并认为肩胛骨是肩袖发生撞击和撕裂的重要因素[19]。因此，姿势的异常和肩胛周围肌肉力量最近受到更多关注，并被认为其作为潜在的危险因素应该在肩袖疾病的治疗中进行处理。

4　肩袖修复的结果

肩袖损伤的修复治疗最初采用开放手术技术，随后采用有限切开技术，都得到了良好的治疗效果，包括肩部力量和肩关节功能的恢复。肩关节镜的普及使肩袖损伤的微创修复成为可能，减少了术后疼痛，也使术后可更快地康复。现代医学手术设备的改进，以及更加坚固和生物相容性更好的缝线和锚钉，都促进了手术技术的进步，如双排缝合修复技术，能够更好地促进肩袖愈合从而改善临床修复效果，特别是在肩袖巨大撕裂的情况下。肩袖损伤的关节镜下修复治疗的多项临床研究表明，超过90%的患者可以获得良好的治疗效果，甚至包括撕裂面积较大的患者[20-23]。McElvany等进行了涵盖108项临床研究的系统回顾和Meta分析[24]，结果显示关节镜下肩袖撕裂修复术后肩关节临床功能评分相对于术前平均提高了103%；然而，尽管总体效果良好，这项研究也同时发现26.6%的修复未能愈合。肩袖不愈合可能不会（通常也不会）影响短期治疗效果，但可能在修复术后2年导致肩关节功能恶化。肩袖修复术后不愈合的危险因素包括术前脂肪浸润、高龄和较大的撕裂面积。高达50%的较大（≥3cm）撕裂在修复后可能出现不愈合。

肩袖修复失败与否最重要的影响因素，除了撕裂大小外，还包括肌肉萎缩和脂肪浸润程度（**图1.3**）。评价肩袖肌肉脂肪化退变程度最常使用的是Goutallier等描述的脂肪浸润程度的分级系统[25]。对于Goutallier分级显示为2级退变的患者，即使是小或中等程度的肩袖撕裂修复后也有一定失败的风险[26]。对于脂肪化退变更严重（3级或4级）的病例，其中超过50%的肌肉被脂肪组织替代，修复后出现不良结果的风险非常高，因为即使实现了肌腱修复和肩袖止点的腱骨愈合，作为需要承担动态功能的肩袖结构仍由于脂肪化退变而处于受损状态。

因此，由于愈合潜力较差、恢复肩袖正常功能的可能性较低，慢性大（3~5cm）或巨大（>5cm）肩袖撕裂，特别是同时合并Goutallier分级2级或2级以上的撕裂，被认为是不可修复的肩袖撕裂。其他被认为是不可修复撕裂的特征还包括肌腱回缩明显（肌腱回缩至关节盂内侧）、修复肌腱质量差以及肱骨大结节足印区骨质较差（**图1.4**）。对于具有以上特征的撕裂，尝试修复时应谨慎对待。

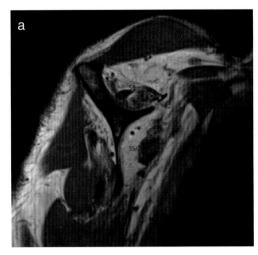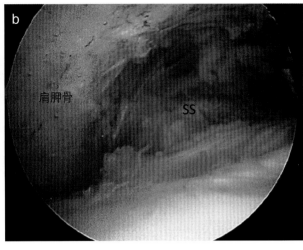

图1.3 上肩袖脂肪浸润。a. 右肩矢状位MRI，观察到冈上肌（SS）、冈下肌（IS）和肩胛下肌（SSC）的严重脂肪变性（50%以上的肌肉被脂肪代替）。b. 冈上肌（SS）的关节镜下视图，观察到严重的肌肉萎缩（右肩肩峰下后外侧入路观察）

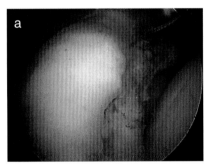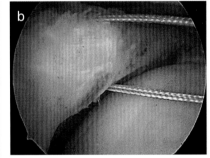

图1.4 上肩袖无法修复的巨大肩袖撕裂。a. 残存肌腱组织质量差，向内回缩至肩盂水平。b. 经过较大范围松解，肌腱残端仍然不能牵拉至肱骨大结节内侧缘

不愈合的肩袖撕裂或无法修复的肩袖撕裂通常会发展为肩袖撕裂骨关节病（Cuff Tear Arthropathy，CTA）（**图1.2**），是由肩袖缺损导致的特殊形式的肩关节炎。肩袖的缺损导致肱骨头上方失去了填充和约束，肱骨头会出现上移，并最终与肩峰形成关节。随着时间的推移，这会导致肩峰的磨损以及肱骨头软骨的破坏，并最终导致关节盂软骨的破坏。此类患者通常会出现明显的疼痛、外展和上举无力，并在活动时出现捻发音，有时甚至出现假性麻痹——即肩关节的主动外展或上举功能完全丢失，但被动活动正常。基于此，肩袖撕裂的晚期出现CTA，唯一可用于治疗的手术解决方案（肩关节融合除外）是反式全肩关节置换术（**图1.5**）。

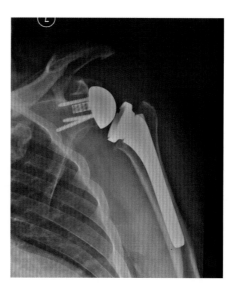

图1.5   反式全肩关节置换术用于治疗有症状的晚期肩袖撕裂骨关节病（60岁男性患者）

5   不可修复肩袖撕裂的治疗选择

巨大或不可修复肩袖撕裂的治疗具有挑战性。手术治疗选择包括汇聚边缘的部分修补、关节清理联合肱二头肌长头腱切断、补片或移植物桥接技术、肌腱转位、反肩置换术及上关节囊重建。冈下肌下半部分修复最初由Burkhart等于1994年报道，目的是恢复肩关节的前后力偶平衡[27]。多项临床研究对不可修复肩袖撕裂的不同治疗方式进行了报道，包括部分修复、边缘汇聚、关节清理和肱二头肌腱切断，结果显示早期均获得了良好的效果，但在肩关节前屈及上举时出现持续力弱的情况，并随着时间的推移逐渐出现令人失望的临床结果。Shon等对31例患者进行了部分修复，发现术后临床评分改善，而2年随访显示患者不满意率为50%[28]，并发现小圆肌术前的脂肪浸润是关节镜下部分修复最终结局较差和满意度差的重要因素。

使用补片或移植物桥接治疗不可修复肩袖撕裂已经被报道，包括使用自体移植物、同种异体移植物、异种移植物以及人工合成材料。然而，对此类技术系统回顾发现仍缺乏高质量的比较研究。目前有限研究表明，所有的移植物类型均能使临床结果得到改善，与自体移植物相比，同种异体移植物、异种移植物以及合成材料的优势在于可减少供区并发症[29]。另外，据报道，使用异种移植物和同种异体移植物会产生严重的炎症反应[30]，此类移植物必须谨慎使用。与其他手术方式一样，肩袖的脂肪萎缩变性会导致移植物的愈合率显著降低。最后，可能需要通过开放手术放置插入式移植物，这种操作不但增加了三角肌的损伤，也可能使后续翻修手术更加困难甚至失败。总之，由于缺乏使用移植物或补片进行肩袖修复的高质量比较研究，需要权衡此类技术的成本、风险和潜在并发症之后再做出临床治疗决定。

肌腱转位技术也已经被报道用于巨大不可修复肩袖撕裂的治疗，肌腱转位技术适用于不合并关节炎且肩关节活动范围良好的年轻患者。最常用于后上肩袖撕裂修复的是背阔肌转位和下斜方肌转位。临床研究表明，背阔肌转位可在修复术后显著缓解疼痛，然而肩关节功能改善情况则难以预测[31]。与背阔肌转位相比，下斜方肌转位在解剖学上提供了更直接的拉力线，然而，术后疼痛和功能的改善情况仍有待更可靠的临床证据提供参考。

反式全肩关节置换术（RTSA）是应用一种半约束反向球窝假体，通过将旋转中心内移实现延长三角肌杠杆作用的力臂，从而提高三角肌的生物力学效率。这种设计能够提供盂肱关节稳定并使肱骨干下移以增加三角肌张力，从而使三角肌能够在没有功能性肩袖的情况下实现肩关节外展。RTSA术后通常能够恢复肩关节外展功能，但主动旋转功能并不容易恢复，因为旋转功能有赖于前后肩袖结构的存在。总体而言，临床研究表明肩袖撕裂骨关节病患者在接受反肩置换术后，其疼痛、活动范围和关节功能评分方面均会得到明显改善。然而，假体寿命是一个令人担忧的问题，这种手术带来的功能限制也是如此。考虑其局限性，反肩置换术通常仅用于60岁以上的患者[32]。

6　上关节囊重建（SCR）的基本原理、适应证和禁忌证

上关节囊重建（SCR）技术应用的主要原因是作为反肩置换术或肌腱转移术的替代方案，适用于无法修复的上肩袖撕裂、伴或不伴早期肩袖撕裂骨关节病的患者。术中将移植组织的一端附着于上关节盂，另一端附着于肱骨大结节，从而使移植物跨越盂肱关节上方（**图1.6**）。SCR的生物力学原理目前仍存在争议。有观点认为，SCR将上关节盂和肱骨头之间建立了肌腱固定，从而恢复了由上关节囊和肩袖肌腱提供的盂肱关节的稳定作用[2]，这被称为"反向蹦床"效应。另有观点认为，SCR将移植物插入肱骨头和肩峰之间，从而起到间隔作用，是通过占据肩峰下间隙的空间而实现对肱骨头的下压作用的。Mihata等对尸体标本的生物力学研究表明，SCR确实能够将上方结构恢复至接近生理状态[33]，并且增厚的移植物也提高了关节稳定性[34]。研究也证实了关于SCR生物力学功能的两种理论，实际上，二者都可能在起作用。

上关节囊重建适用于年轻且有一定运动需求的患者，具体年龄没有明确限定，此类患者出现症状性的、无法修复的上肩袖撕裂而前后力偶完整，盂肱关节无退变或软骨磨损不明显时，可以考虑进行SCR；对于关节软骨有较明显磨损、中度退变的年轻患者，如果软骨磨损与肩袖撕裂明确相关，也可以考虑进行SCR以代替RTSA；而对于软骨磨损严重、出现骨关节炎的患者，要谨慎选择SCR。此外，对于肩袖修复失败的翻修，或者由于肌腱质量差、脂肪浸润或其他因素导致的不可修复撕裂的患者，SCR都是较好的选择。

SCR绝对禁忌证包括感染、肩关节神经病变和显著影响三角肌功能的神经疾病或神经损伤；相对禁忌证包括晚期关节炎、前或后肩袖撕裂，以及患者不能遵守术后固定和康复方案。

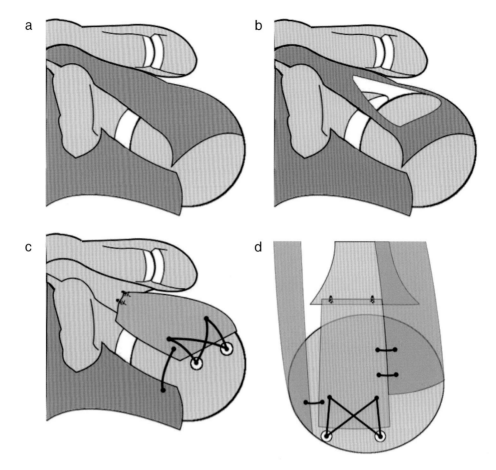

图1.6　正常肩袖、肩袖撕裂以及SCR术后的示意图。肩袖覆盖正常的肩关节示意图（a），上肩袖大面积不可修复的损伤示意图（b），以及SCR术后示意图（c、d）

7　上关节囊重建（SCR）手术技术

使用阔筋膜张肌进行关节镜下重建最初由Mihata等提出[2]，另外也有使用异体脱细胞真皮移植物进行SCR[35–39]的文献报道。上关节囊重建手术通常在关节镜下完成，但在关节镜下暴露困难或者医生手术技术不够成熟的情况下，也可以使用开放手术。我们将关节镜下上关节囊重建作为首选，并在这里进行介绍。

7.1　手术体位

肩关节镜手术通常在全身麻醉联合臂丛麻醉下进行，麻醉诱导后，在进行手术标记之前（患者平卧于手术床上），检查麻醉状态下肩关节的被动活动以及肩关节稳定性。根据患者是否存在肩关节的被动活动受限以及受限程度进行适当的手法松解。我们倾向于使用沙滩椅位，并使用液压臂进行固定，也可以在侧卧位辅助牵引的状态下进行手术。

7.2　诊断性关节镜检查及手术步骤

建立后方入路进入盂肱关节，后方入路监视下在肩袖间隙建立前入路，探查盂肱关节并根据需要对病理病变进行处理。要特别注意探查肩胛下肌的完整性及张力，如果肩胛下肌伴有明确的撕裂要予以修复。通常情况下，肱二头肌长头腱会伴有不同程度的慢性撕裂甚至长头腱缺失。如果肱二头肌腱仍然存在于关节内，需要将其从上肩盂止点清除，以免阻碍移植物置入，可以选择长头腱切断或切断固定。清除关节内游离体，切除增生的滑膜。对于肱骨头和肩盂的软骨磨损及不稳定的软骨瓣，可以进行清理术及软骨成形术。

然后将关节镜转移至肩峰下间隙，建立肩峰下外侧入路，通常需要建立肩峰下前外侧、后外侧入路。通过以上入路进行肩峰下滑囊清理，然后仔细评估肩袖撕裂的范围、残存肌腱质量，在镜下尝试复位并评估缝合修复的可能性。如果冈上肌存在大面积全层撕裂，且盂肱关节没有出现严重的退行性病变，无论是否伴有不可修复的冈下肌腱撕裂，都应该考虑进行上关节囊重建（**图**1.7）。

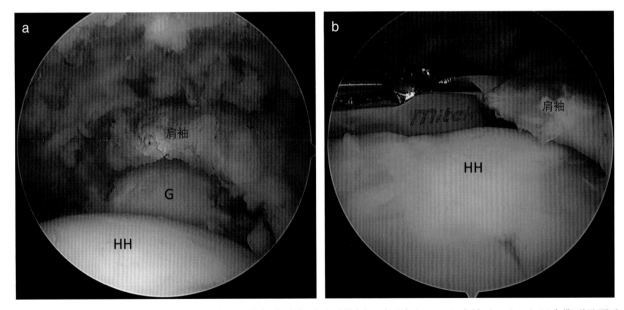

图1.7　一例70岁运动活跃男性患者的巨大不可修复肩袖撕裂（后外侧入路观察）。a.上肩袖（SS和IS）巨大撕裂及严重回缩，肩盂和肱骨头的关节软骨相对正常。b.大范围松解后仍无法牵拉肩袖肌腱复位（HH，肱骨头；G，肩盂）

一旦决定进行SCR，就应该进行肩峰成形术，目的是扩大移植物置入和固定的操作空间，并降低术后移植物组织磨损的风险[40]，另外，肩锁关节下方的所有骨赘也需要切除（**图**1.8）。如果可能的话，我们总会尽量保留喙肩韧带，以免破坏喙肩弓。

分别通过后方及前方入路，将2号编织缝线置于肩袖上表面的后缘（小圆肌或冈下肌）和前缘（肩胛下肌或冈上肌前缘残存的腱性组织），移植物固定后，利用这些缝线将自体肩袖以边对边的方式与补

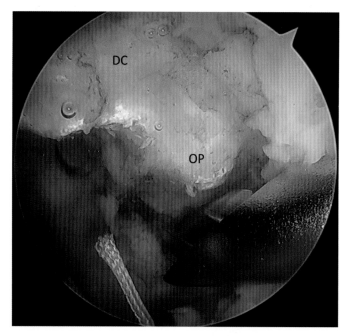

图1.8 切除锁骨远端（DC）下表面骨赘（OP），避免术后移植物的碰撞和磨损

片进行缝合。另外，如果内侧有大量肩袖组织残留，覆盖在肩盂边缘，可以通过Neviaser入路将2号缝线穿过并提起，更好地显露上方肩盂（**图1.9**）。

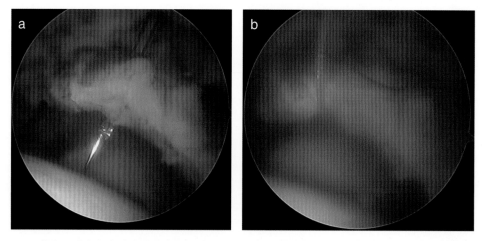

图1.9 a. Neviaser入路进入戳枪在肩袖残端缝合标记线。b. 利用标记线提拉肩袖肌腱以方便对肩盂颈部的观察及测量

7.3 骨床准备及锚钉的置入

使用刨刀和射频清理上肩盂颈部以及大结节的所有残留组织。为了最大限度地促进愈合，使用磨头进行上肩盂颈和大结节的骨质新鲜化至骨面渗血。

将内侧锚钉放在上肩盂距关节缘2～4mm处，锚钉的置入要确认提供良好的把持力并避免从关节面穿出。尽可能使上肩盂锚钉前后分布，为移植物固定提供足够的伸展和覆盖。通常在10点至2点方位之间的区域放置2枚锚钉，每枚锚钉各带2根编织缝线（**图1.10a、b**）；对于肩袖肌腱缺损范围较大的患者，可能需要添加第3枚锚钉（**图1.10c**）。在钻孔前需要确认锚钉置入的方向和角度，锚钉的置入通常可以通过前侧、后侧和Neviaser入路实现。

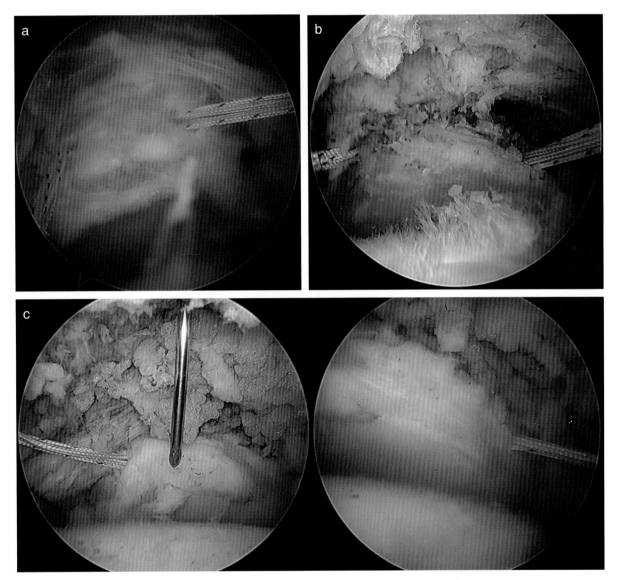

图1.10　肩盂侧锚钉置入。a、b. 肩盂侧锚钉均使用双线锚钉，锚定位置在关节缘内侧2~4mm处，朝向远离关节软骨的方向打入锚钉，锚钉间的距离可以依据肩袖缺损的大小。c. 肩袖撕裂范围较大，累及冈上肌和冈下肌时，通常需要3枚锚钉，这种情况下，由Neviaser入路进入硬膜外针有助于观察并提前模拟锚钉的置入轨迹

肱骨侧采用双排缝合技术进行移植物的固定，在移植物引入关节内之前，将内排锚钉于靠近肱骨头软骨缘置入（**图1.11**）。我们通常使用2号缝线非滑动锚钉，与上肩盂一样，肱骨侧通常也使用2枚锚钉；对于较大范围的缺损，可能需要第3枚锚钉。

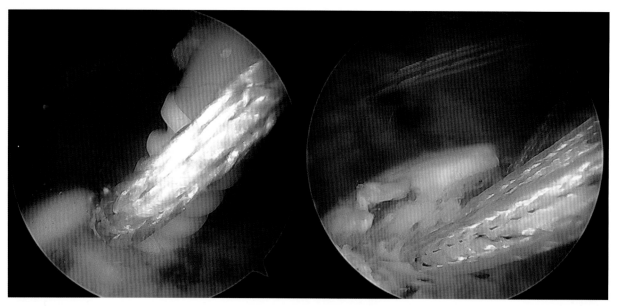

图1.11　置入大结节（GT）内排锚钉，将前方内排锚钉放在肱二头肌腱沟的后侧，后方内排锚钉放在大结节足印区偏后的位置；要注意锚钉均在靠近关节软骨缘的位置打入；注意锚钉置入前要进行大结节骨质新鲜化，打磨至大结节骨面有少量渗血

7.4　移植物的测量及制备

置入所有锚钉之后，需要测量锚钉之间的距离以确定移植物的大小。首先需要分别测量上肩盂锚钉和肱骨大结节锚钉的前后距离，然后从内到外测量上肩盂锚钉与大结节锚钉之间的距离，分别得到前方、后方内外侧锚钉间的距离，推荐使用关节镜测量尺进行镜下测量（**图1.12**）。为了测量得到合适的移植物大小，从而实现既能提供可靠的稳定性又能避免盂肱关节张力过大，我们的经验是需要在测量过程中保持肩关节处于旋转中立位同时保持20°～30°的外展位，并在随后的移植物固定过程中也保持此体位。

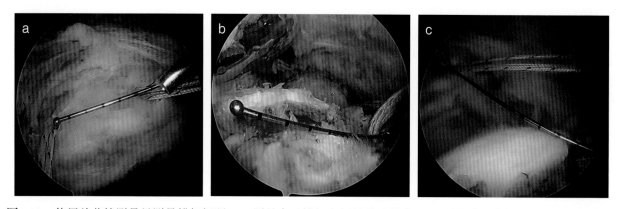

图1.12　使用关节镜测量尺测量锚钉间距。a.测量肩盂锚钉之间的前后距离。b.测量肱骨大结节锚钉间的前后距离。c.测量肩盂锚钉及大结节锚钉间的内外侧距离（后方入路观察，前外侧入路测量）

　　然后是移植物的准备，我们通常使用Arthrex公司的异体脱细胞真皮移植物（Arthroflex），也可以使用自体移植物如阔筋膜张肌。无论使用哪种移植物，都要确定尺寸并做好标记。将移植物切开，在内侧、前方、后方各留5mm的边缘，在外侧留10mm的边缘。然后使用记号笔在移植物上标记锚钉的位置（**图1.13**）。

　　将锚钉的所有缝线从任意肩峰下入路拉出，为移植物置入做准备。我们通常从后方或后外侧入路观察，将前外侧入路作为移植物置入通道。通常需要稍微扩大该入路的尺寸以方便移植物进入，使用柔韧性较好的套管（如Arthrex PassPort）会对移植物的置入有所帮助。

　　将移植物拿到靠近手术部位的操作台上，将肩盂锚钉的缝线穿过移植物的内侧，可以使用简单缝合方式，我们通常将每组缝线摆放成十字交叉的方式（一个垂直，一个水平），形成Mason-Allen缝合方式。选4根缝线中不同颜色的2根打结，剪掉结尾。这样会在移植物的前内侧角和后内侧角各留下2根缝合（每种颜色各1根），拉紧时会在移植物上产生滑轮效应，将移植物拉进关节内（**图1.14**和**图1.15**）。

　　然后，我们可以将大结节内排锚钉的缝线穿过移植物，也可以使用缝合环（Suture Loop）如Arthrex Fiberlink辅助，后者的优势是能最大限度地减少肩峰下外侧入路的缝线数量，防止缝线间相互缠绕，我们通常使用这种技术（**图1.14**）。同时注意在穿拉移植物进入关节内时，暂时将内侧（肩盂侧）缝线放在前方入路和后方入路会更加方便操作。

7.5　移植物的置入

　　将肩盂侧锚钉缝合固定的缝线拉紧，从而通过滑动作用将移植物带入关节内，过程中可能需要将移植物进行部分折叠才能穿过套管，或者也可以将套管去除。也可以使用钝头组织抓钳从内侧把持移植物，协助移植物进入和通过套管。镜下可以看到移植物进入关节并向内侧移动，直到移植物与上肩胛盂颈平齐并覆盖住边缘（**图1.16a、b**）。移植物完全进入关节内后，要辅助展开移植物的前后缘，防止移植物折叠。

7.6　移植物的固定

　　关节镜下将肩盂锚钉缝线拉紧，将移植物固定在肩盂颈部。将未打结缝线自残存肩袖肌腱下表面向上穿出，将自体肩袖肌腱拉向移植物内侧边缘，从而在该区域形成密封效应（**图1.16c**）。

　　大结节内排锚钉缝线自下而上穿过移植物，穿入点呈前后分布（**图1.17a**），然后将穿出的缝线交叉，分别用无结锚钉（外排）固定于大结节的前外侧、后外侧（**图1.17b～d**）。在大结节外排锚钉固定或缝线校紧之前（即移植物张力最终确定之前），要确保肩关节处于内外旋中立位和外展20°～30°位。

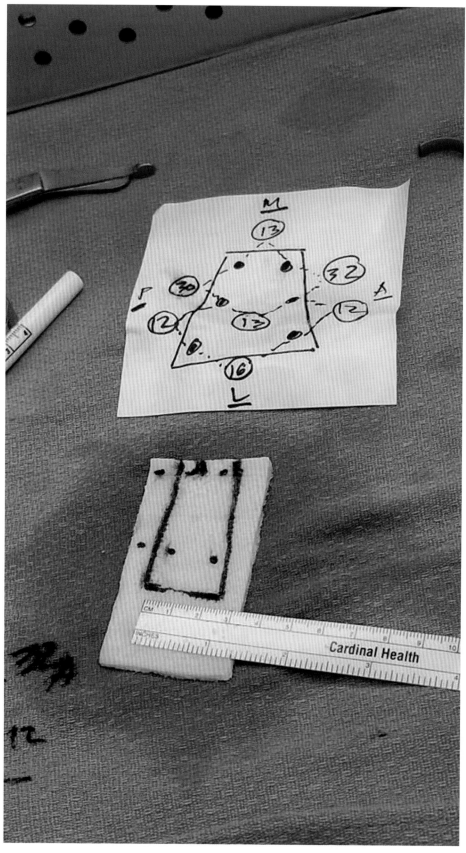

图1.13 移植物测量。注意不要把移植物剪得太短，在内侧、前方和后方边缘要额外留出5mm，在外侧留出10mm，以覆盖大结节足印区

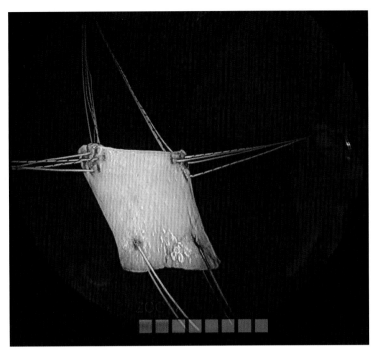

图1.14　移植物置入之前预置缝线。肩盂侧（内侧）缝线分别水平、竖直摆放，相互垂直；大结节侧（外侧），我们通常预置缝合环（Arthrex Fiberlink）以方便将大结节内排锚钉缝线拉出

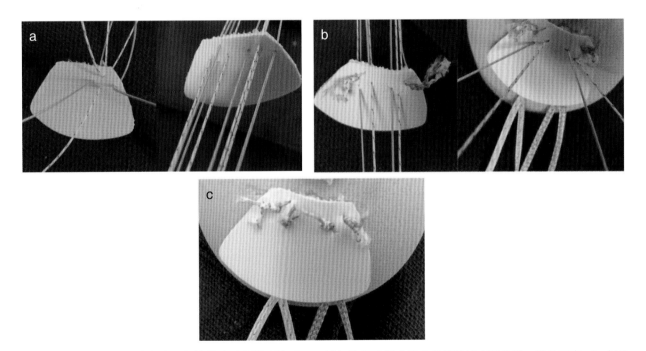

图1.15　肩盂侧锚钉缝线布线及打结分步过程模型演示。a. 锚钉缝线做褥式缝合并使缝线交叉排列，彼此垂直。b. 每根缝线的一端与另一条缝线的一端（不同颜色）打结，形成双滑轮（Double-Pulley）以将移植物牵拉至肩盂侧附着点。c. 最后，将所有的缝线打结固定

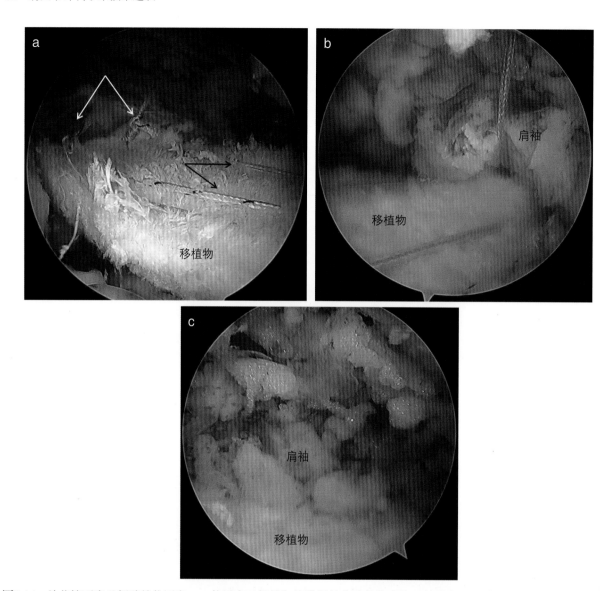

图1.16　关节镜下肩盂侧移植物固定。a. 使用肩盂侧锚钉缝线滑轮将移植物牵拉入关节内，缝线滑轮是通过每根缝线的一端与另一条缝线的一端（不同颜色）打结形成的（白色箭头），其余两端作为滑动缝线（黑色箭头）将移植物固定在上肩盂边缘。b. 通过Neviaser入路用预先放置的牵引线将肩袖的残余部分提拉改善视野。c. 将肩盂侧锚钉的缝线打结固定，从而将移植物固定，可以用打结缝线的尾线将肩袖的残端与移植物进行固定，以实现移植物内侧的良好密封

7.7　移植物的前后覆盖

固定移植物的内外侧之后，通过边对边缝合方式收紧移植物的前后边缘实现移植物和肩袖肌腱的可靠连接（**图1.18a、b**），预置缝线将对此有所帮助。通常在后方使用两根缝线边对边缝合，将移植物后缘与冈下肌的完好部分或小圆肌形成可靠连接；前方如果能够固定在冈上肌上，也可以使用两根缝线进行边对边缝合（**图1.18c**）；然而，如果没有冈上肌残留，而是固定在肩胛下肌上缘，则前缘的固定不能多于一根缝线，以免过度收紧肩袖间隙。如果移植物前端和肩胛下肌上边缘之间的距离太大，则无须在此边缘进行边对边缝合。

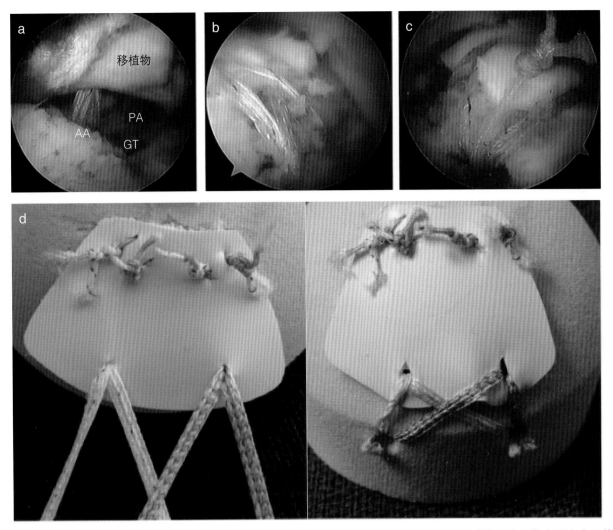

图1.17　关节镜下大结节侧移植物固定。a. 使用预置的缝合套环将大结节内排锚钉缝线从移植物上表面拉出（左肩，前外侧入路视图；AA，前方锚钉；PA，后方锚钉；GT，大结节）。b. 缝合带交叉后分别使用2枚无结锚钉固定在大结节外侧，从而提供可靠的压力使移植物贴附在大结节足印区。c. 如果在移植物固定后发现"狗耳朵"，可以使用外排锚钉中的预置缝线将其固定。d. 大结节侧移植物固定后的模型展示

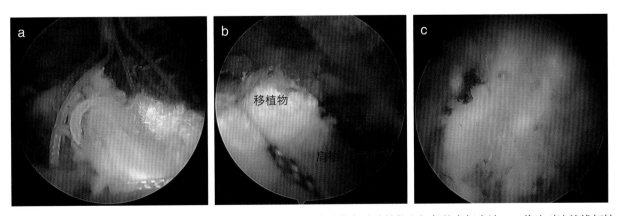

图1.18　将移植物与残存的肩袖进行边对边缝合完成SCR。a. 将缝线穿过移植物和相邻的完好肩袖。b. 将边对边缝线打结固定，使移植物和自体组织之间紧密贴合。c. Neviaser入路俯视观察完成的SCR，移植物和修复到移植物上的自体肩袖对关节完成了良好的覆盖

然后进行肩关节全范围的被动活动，确认没有撞击。肩峰残留的骨赘和锁骨远端的骨赘应进行切除以避免移植物撞击（**图1.8**）。

7.8   术后康复计划

对于SCR术后的患者，我们遵循与巨大肩袖撕裂修复相同的术后康复方案，无论是否使用外展固定支具，肩部固定带都要佩戴6周。术后4～6周开始被动运动训练，6～8周可以进行主动辅助运动，8周后可以完全恢复主动运动。12周后进行力量训练，16周之内避免过顶运动，术后6个月可以完全恢复正常活动。

8   临床修复效果及评价

虽然目前只有一项关于上关节囊重建临床修复效果的报道，但更多此类研究正在收集数据或已经准备发表相关文章。Mihata等于2013年报道了24例（23例连续病例）使用自体阔筋膜作为移植物进行SCR治疗的病例，进行了至少2年的随访[2]，在平均34个月（24～51个月）的随访中，主动前屈从平均84°增加到148°，主动外旋从平均26°增加到40°。所有临床评分均有显著改善，美国肩肘外科评分（ASES）从平均23.5分提高至92.9分。此外，肩肱距（AHD）从平均4.6mm增加到8.7mm，同时并没有手术相关并发症的报道[2]。

美国的多数医生使用的脱细胞真皮同种异体移植物（Arthro FLEX，Arthrex），是厚度为3mm且耐用的补片，需要很少的术中准备时间且容易处理。已经有很多关于该技术的应用报道，包括应用Hirahara和Adams、Petri、Tokish和Beicker以及Burkhart[36-39]，但已发表的研究文章主要关注手术技术，仍缺乏治疗效果的临床数据。然而，通过与目前使用真皮同种异体移植物进行SCR的许多医生的交流，得到了患者满意度高、短期内关节功能和疼痛水平得到显著改善以及并发症风险较低的反馈。佛罗里达州Jacksonville骨科研究所的Kevin Kaplan医生提供了他的经验数据，他完成了20例SCR手术，最短随访3个月，最长随访1.5年，患者平均VAS评分从6～9分下降至0～3分水平，ASES评分从20～30分提高至70～90分水平，并没有出现不良并发症。

9   未来展望与结语

巨大不可修复肩袖撕裂的修复是临床医生的重大挑战，尤其对于有运动需求的年轻患者，反式全肩关节置换术等关节成形手术方案对该部分人群总体治疗效果不尽如人意。Mihata等基于尸体标本的生物力学研究表明，当SCR移植物实现关节盂内侧和肱骨头外侧的附着和连接时，可以有效恢复盂肱关节的生理滑动[33]。然而，SCR手术技术方面仍有很多需要进一步探索，比如理想的缝合固定方式、移植物的选择（同种异体移植物与自体移植物）、理想的移植物厚度以及合适的移植物张力。

我们需要更大规模的临床研究，结合短期、中期和长期随访数据说明SCR的有效性和优势。此外，也需要影像学随访观察移植物的置入术后情况，并监测患者术后肩肱距，基于临床随访数据更客观地定义SCR的适应证、禁忌证以及理想的手术群体。

上关节囊重建技术是较新的临床修复技术，为巨大不可修复肩袖撕裂提供了有潜力的修复新途径。对于上肢功能需求较高且肩袖撕裂无法修复的年轻患者，应考虑进行SCR手术，手术应该由肩关节镜技术成熟的医生实施。然而，在提倡SCR的广泛临床应用之前仍需要更多的临床证据和随访数据为临床医生提供参考。

作者信息

Alexander Golant[1]*, Daiji Kano[2], Tony Quach[1], Kevin Jiang[1] and Jeffrey E. Rosen[1]

*: Address all correspondence to: alg9067@nyp.org

1: Department of Orthopedics and Rehabilitation, NewYork-Presbyterian Queens, New York City, USA

2: Department of Surgery, NewYork-Presbyterian Queens, New York City, USA

参考文献

[1]　Sambandam SN. Rotator cufftears: An evidence based approach. World J Orthop. 2015;6(11):902-918. DOI: 10.5312/wjo.v6.i11.902.

[2]　Mihata T, Lee TQ, Watanabe C, Fukunishi K, Ohue M, Tsujimura T, Kinoshita M. Clinical results of arthroscopic superior capsule reconstruction for irreparable rotator cufftears. Arthroscopy. 2013;29(3):459-470. DOI: 10.1016/j.arthro.2012.10.022.

[3]　Tashjian RZ. Epidemiology, natural history, and indications for treatment of rotator cuf tears. Clinics in Sports Medicine. 2012;31(4):589-604. DOI: 10.1016/j.csm.2012.07.001.

[4]　Yadav H, Nho S, Romeo A, Macgillivray JD. Rotator cufftears: Pathology and repair. Knee Surgery, Sports Traumatology, Arthroscopy. 2009;17(4):409-421. DOI: 10.1007/s00167-008-0686-8.

[5]　Nimura A, Kato A, Yamaguchi K, Mochizuki T, Okawa A, Sugaya H, Akita K. The supe-rior capsule of the shoulder joint complements the insertion of the rotator cuff.Journal of Shoulder and Elbow Surgery. 2012;21(7):867-872. DOI: 10.1016/j.jse.2011.04.034.

[6]　Greene WB, Netter FH. Nette's Orthopaedics. Philadelphia, PA; Saunders Elsevier, 2006.

[7]　Frank RM, Taylor D, Verma NN, Romeo AA, Mologne TS, Provencher MT. The rota-tor interval of the shoulder: Implications in the treatment of shoulder instability. Orthopaedic Journal of Sports Medicine. 2015;3(12):2325967115621494. DOI: 10.1177/ 2325967115621494.

[8]　Jost B, Koch PP, Gerber C. Anatomy and functional aspects of the rotator interval. Journal of Shoulder and Elbow Surgery. 2000;9(4):336-341.

[9]   Burkhart SS, Esch JC, Jolson RS. The rotator crescent and rotator cable: An anatomic description of the shoulder's "suspension bridge". Arthroscopy. 1993;**9**(6):611-616.

[10]   Ishihara Y, Mihata T, Tamboli M, Nguyen L, Park KJ, Mcgarry MH, Takai S, Lee TQ. Role of the superior shoulder capsule in passive stability of the glenohumeral joint. Journal of Shoulder and Elbow Surgery. 2014;**23**(5):642-648. DOI: 10.1016/j.jse.2013.09.025.

[11]   Bouaicha S, Slankamenac K, Moor BK, Tok S, Andreisek G, Finkenstaedt T. Cross-sectional area of the rotator cuffmuscles in MRI – Is there evidence for a biomechanical balanced shoulder?. PLoS One. 2016;**11**(6):e0157946. DOI: 10.1371/journal.pone.0157946.

[12]   Eajazi A, Kussman S, LeBedis C, Guermazi A, Kompel A, Jawa A, Murakami AM. Rotator cufftear arthropathy: Pathophysiology, imaging characteristics, and treatment options. AJR Am J Roentgenol. 2015;**205**(5):W502-W511. DOI: 10.2214/AJR.14.13815.

[13]   Gumina S, Carbone S, Campagna V, Candela V, SacchettiFM, Giannicola G. The impact of aging on rotator cufftear size. Musculoskeletal Surgery. 2013;**97**(Suppl 1):69-72. DOI: 10.1007/s12306-013-0263-2.

[14]   Abboud JA, Kim JS. The effectof hypercholesterolemia on rotator cuffdisease. Clinical Orthopaedics and Related Research. 2010;**468**(6):1493-1497. DOI: 10.1007/s11999- 009-1151-9.

[15]   Thankam FG, Dilisio MF, Agrawal DK. Immunobiological factors aggravating the fattyinfiltrationon tendons and muscles in rotator cufflesions. Molecular and Cellular Biochemistry. 2016;**417**(1-2):17-33. DOI: 10.1007/s11010-016-2710-5.

[16]   Neer CS. Anterior acromioplasty for the chronic impingement syndrome in the shoul-der: A preliminary report. J Bone Joint Surg Am. American Volume. 1972;**54**(1):41-50.

[17]   Bigliani LU, Ticker JB, Flatow EL, Soslowsky LJ, Mow VC. The relationship of acromial architecture to rotator cuff disease. Clinics in Sports Medicine. 1991;**10**(4):823-838.

[18]   Song L, Miao L, Zhang P, Wang WL. Does concomitant acromioplasty facilitate arthroscopic repair of full-thickness rotator cufftears? A meta-analysis with trial sequen-tial analysis of randomized controlled trials. SpringerPlus. 2016;**5**(1):685. DOI: 10.1186/s40064-016-2311-5.

[19]   Kibler WB. Scapular involvement in impingement: Signs and symptoms. Instructional Course Lectures. 2006;**55**:35-43.

[20]   Jones CK, Savoie FH 3rd. Arthroscopic repair of large and massive rotator cufftears. Arthroscopy. 2003;**19**(6):564-571.

[21]   Burkhart SS, Danaceau SM, Pearce CE Jr. Arthroscopic rotator cuffrepair: Analysis of results by tear size and by repair technique-margin convergence versus direct tendon-to-bone repair. Arthroscopy. 2001;**17**(9):905-912.

[22]   Murray TF Jr, Lajtai G, Mileski RM, Snyder SJ. Arthroscopic repair of medium to large full-thickness rotator cufftears: Outcome at 2- to 6-year follow-up. Journal of Shoulder and Elbow Surgery. 2002;**11**(1):19-24.

[23]   Wolf EM, Pennington WT, Agrawal V. Arthroscopic rotator cuffrepair: 4- to 10-year results. Arthroscopy. 2004;**20**(1):5-12.

[24]   McElvany MD, McGoldrick E, Gee AO, Neradilek MB, Matsen FA 3rd. Rotator cuf repair: Published evidence on factors associated with repair integrity and clini-cal outcome. The American Journal of Sports Medicine. 2015;**43**(2):491-500. DOI: 10.1177/0363546514529644.

[25]   Goutallier D, Postel JM, Bernageau J, Lavau L, Voisin MC. Fattymuscle degeneration in cuffruptures. Pre- and postoperative evaluation by CT scan. Clinical Orthopaedics and Related Research. 1994;**304**:78-83.

[26]   Park JS, Park HJ, Kim SH, Oh JH. Prognostic factors affectingrotator cuffhealing after arthroscopic repair in small to medium-sized tears. The American Journal of Sports Medicine. 2015;**43**(10):2386-2392. DOI:

10.1177/0363546515594449.

[27] Burkhart SS, NottageWM, Ogilvie-Harris DJ, Kohn HS, Pachelli A. Partial repair of irreparable rotator cuff tears. Arthroscopy. 1994;**10**(4):363-370.

[28] Shon MS, Koh KH, Lim TK, Kim WJ, Kim KC, Yoo JC. Arthroscopic partial repair of irreparable rotator cufftears: Preoperative factors associated with outcome deteriora-tion over 2 years. The American Journal of Sports Medicine. 2015;**43**(8):1965-1975. DOI: 10.1177/0363546515585122.

[29] Lewington MR, Ferguson DP, Smith TD, Burks R, Coady C, Wong IH. Graft utilization in the bridging reconstruction of irreparable rotator cufftears: A systematic review. Am J Sports Med. DOI: 10.1177/0363546517694355. [Epub ahead of print].

[30] Gillespie RJ, Knapik DM, Akkus O. Biologic and synthetic grafts in the reconstruction of large to massive rotator cufftears. The Journal of the American Academy of Orthopaedic Surgeons. 2016;**24**(12):823-828.

[31] Omid R, Lee B. Tendon transfers for irreparable rotator cufftears. The Journal of the American Academy of Orthopaedic Surgeons. 2013;**21**(8):492-501. DOI: 10.5435/JAAOS- 21-08-492.

[32] Ecklund KJ, Lee TQ, Tibone J, Gupta R. Rotator cufftear arthropathy. The Journal of the American Academy of Orthopaedic Surgeons. 2007;**15**(6):340-349.

[33] Mihata T, Mcgarry MH, Pirolo JM, Kinoshita M, Lee TQ. Superior capsule reconstruc-tion to restore superior stability in irreparable rotator cufftears: A biomechanical cadav-eric study. The American Journal of Sports Medicine. 2012;**40**(10):2248-2255.

[34] Mihata T, Mcgarry MH, Kahn T, Goldberg I, Neo M, Lee TQ. Biomechanical effectof thickness and tension of fascia lata graft on glenohumeral stability for superior capsule reconstruction in irreparable supraspinatus tears. Arthroscopy. 2016;**32**(3):418-426. DOI: 10.1016/j.arthro.2015.08.024.

[35] Gupta AK, Hug K, BerkoffDJ, Boggess BR, Gavigan M, Malley PC, Toth AP. Dermal tissue allograft for the repair of massive irreparable rotator cufftears. The American Journal of Sports Medicine. 2012;**40**(1):141-147. DOI: 10.1177/0363546511422795.

[36] Hirahara AM, Adams CR. Arthroscopic superior capsular reconstruction for treatment of massive irreparable rotator cufftears. Arthroscopy Techniques. 2015;**4**(6):e637-e641. DOI: 10.1016/j.eats.2015.07.006.

[37] Petri M, Greenspoon JA, Millett PJ. Arthroscopic superior capsule reconstruction for irreparable rotator cufftears. Arthroscopy Techniques. 2015;**4**(6):e751-e755. DOI: 10.1016/j.eats.2015.07.018.

[38] Tokish JM, Beicker C. Superior capsule reconstruction technique using an acellular dermal allograft. Arthroscopy Techniques. 2015;**4**(6):e833-e839. DOI: 10.1016/j.eats.2015.08.005.

[39] Burkhart SS, Adams CR, Denard PJ, Brady PC, Hartzler RU. The arthroscopic superior capsular reconstruction for massive irreparable rotator cuffrepair. Arthroscopy Techniques. 2016;**5**(6):e1407-e1418. DOI: 10.1016/j.eats.2016.08.024.

[40] Mihata T, McGarry MH, Kahn T, Goldberg I, Neo M, Lee TQ. Biomechanical effectsof acromioplasty on superior capsule reconstruction for irreparable supraspina-tus tendon tears. The American Journal of Sports Medicine. 2016;**44**(1):191-197. DOI: 10.1177/0363546515608652.

第二章
物理医学和康复在肩部疾病中的作用

Raoul Saggini, Simona Maria Carmignano, Lucia Cosenza, Tommaso Palermo, Rosa Grazia Bellomo

译者：王文娟　何红艳　王　龙　全　琦　钟黎明　殷　实　王　强

审校：赵　斌　田　康　程　实

摘要

　　肩部疼痛是一个常见的主诉，它导致很大一部分患者到医院就诊，导致缺勤和疾病索赔。许多因素都可能导致肩部疼痛。最常见的原因是肩袖肌腱炎，其重要性不仅与其高流行率有关，而且与使工业化国家致残、造成高昂的直接和间接成本有关。肩部疼痛的其他原因包括肩部撞击综合征、钙化性肌腱炎、肩周炎等。在这方面，物理医学和康复起着根本性的作用。保守的方法包括几种干预措施，目的是减轻肩部疼痛并恢复肩部功能，降低撞击程度，减少肿胀和炎症，并尽量减少进一步受伤的风险。本章的目的是概述肩部疾病及其通过物理治疗的保守治疗。

关键词：肩部疾病，物理治疗，康复，肩袖，肩周炎，ESWT

1　简介

　　肩部疼痛是一个普遍存在的问题，导致就诊的患者比例增高，导致缺勤和劳工因疾病引发投诉[1]。

　　许多因素和条件都可能导致肩部疼痛。最常见的原因是肩袖肌腱病，其重要性不仅与其高患病率有关，还因为它是一种致残性疾病，与卫生服务成本高昂有关[2]。

　　如前所述，肩袖损伤是最常见的肩部疾病之一。其中，最常见的是肌腱病、部分厚度撕裂和完全断裂。肩袖损伤的发生率为5%～39%，在老年人群中，这一比例在60岁以下和60岁以上的患者中分别增加约6%和30%[3]。

　　在这方面，物理医学和康复起着根本性的作用。保守的方法包括几种干预措施，目的是减轻肩部疼痛并恢复肩部功能，降低撞击程度，减少肿胀和炎症，最大限度地降低进一步受伤的风险。许多研究表明，保守治疗是肩部疾病的一线治疗，事实上，康复方法可以在数周内减轻疼痛感和症状[4]。

　　在文献中，一些研究提出了肩部疾病的保守治疗，例如应用非甾体类抗炎药（NSAIDs）、可的松注射、拉伸和加强运动、手法治疗和物理疗法［如冷冻疗法、体外冲击波疗法（ESWT）、激光疗法、超声疗法等〕以减轻疼痛感并恢复肩关节活动度（ROM）和功能。本章的目的是概述肩部疾病及其通过物理保守治疗，回顾科学研究，并将其与我们在该领域的经验相结合。肩部疾病的康复并不容易，因为它的功能复杂，不仅涉及局部结构的完整性，还涉及生物力学的作用，形成其他身体子系统。因此，必须强调需要建立一种全面康复办法。

2 生物力学

了解肩袖功能和肩部生物力学，了解肩部疾病及其发病机制至关重要。肩袖允许盂肱关节稳定，压迫肩胛骨关节盂上的肱骨头[5-6]。这种机制是，由于肩胛下肌在前部与冈下肌以及小圆肌在后方作用相等但方向相反[7-10]。

关于肩部生物力学的科学研究准确地解释了每条韧带、肌腱和肌肉对肩部稳定性的贡献。肩袖的作用是将肱骨头压在肩胛盂上，使关节稳定并允许同心旋转[6,11-13]。肩袖肌肉通过这种压迫机制在稳定盂肱关节方面起着重要作用，特别是在韧带松弛的中距离运动中[14]。凹面压迫机制在运动末端范围也很重要，在此期间，肩袖肌肉通过限制运动范围来保护韧带[15-16]和减少拉伤，通常在肩部[27]达到最大外展和外旋时[14,17-18]。当肩关节处于中立位置时，肩袖肌肉在提供前部稳定性方面的贡献相同[19]。然而，在末端外展的盂肱关节中，肩胛下肌的稳定效果不如其他肌肉，而肱二头肌开始在关节稳定性中发挥作用[20]。

"凹面压迫"是一种重要的稳定机制。肩袖肌肉在关节盂腔（凹面）上对肱骨头（凸面）的压迫可维持肱骨头的稳定，并与关节凹陷深度和肩袖肌肉施加的压缩力呈正比[15]。凹面压迫可提供盂肱关节的稳定性，但也取决于关节盂关节面（关节盂弧）的延伸，以容纳肱骨头[21]。

肩关节稳定非常重要。实际中，肩袖撕裂导致这种机制效率低下，从而导致肱骨头向上滑动。这是由于三角肌上部纤维的作用，导致肩峰下撞击[22]。

肩袖肌肉的动作必须高度协调，才能执行特定的运动。肌肉必须协调工作，因为盂肱关节的旋转没有固定的轴[23]。

作用在肩袖肌腱上的拉力载荷可分为同心和偏心两种。当肱骨运动与袖带肌肉方向相同时，会产生同心张力载荷，就像在抵抗外展期间发生的那样。袖带插入可以更好地承受这些载荷，从而在低外展角接触肩峰，保护其免受肩峰弓的撞击。当手臂运动与袖带肌肉方向相反时，会产生偏心张力载荷，例如在主动抵抗施加在肱骨上的向下力时，就会发生这种情况。实际中，当肱骨头相对于肩胛骨旋转时，载荷施加于肩袖，肩袖一定程度上可以抵抗这些载荷。肩袖肌腱，承受压力载荷，从上压迫肱骨头和从下挤压肩峰弓[24]。此外，由于机械力，冈上肌腱在压迫区域具有纤维软骨区域的形态学适应[25]。

每个肩袖肌肉都起源于肩胛骨，因此会影响这些肌肉的活动。因此，肩袖的功能与肩胛骨的功能状态密切相关。当肩胛骨稳定性良好，从而在静态和动态任务中处于适当的位置时，它允许肩袖以最佳水平工作。然而，肩胛骨运动学的改变会对肩袖产生不稳定的支撑，从而影响肩部的生物力学。肩胛骨功能障碍可能是肩袖疾病的致病原因，也可能是肩袖损伤的结果[26]。许多作者研究了肩袖疾病患者的肩胛骨运动学，在大多数研究中都发现了肩胛骨功能的改变。在有临床症状或影像学显示肩袖疾病的受试者中，研究表明存在生物力学改变，尤其是肩胛骨运动障碍[27]。病变并不相同，有各种变化的组合，例如向上旋转的增加、后倾的减少和内旋的增加。然而，肩胛骨运动障碍与肩袖疾病之间的确切关系尚不完全清楚，运动障碍究竟是原因、结果还是补偿尚无定论[26]。

3 肩部疾病

肩袖损伤的发病机制尚不完全清楚，但可能由外在因素、袖带周围结构的撞击以及肌腱本身的内在因素改变引起[28]。在肩袖的肌腱部分，肩峰韧带和肩峰本身撞击是特征性"撞击综合征"的原因。在肩峰前突前沿和下表面发现了一个特殊的增生骨赘。此外，在许多研究中，该区域显示出侵蚀[4]。

解剖学改变主要是指肩袖穿过狭窄的肩峰下间隙这个区域的改变，包括肩峰形状变化（即钩状肩峰）、肩峰角方向或肩锁关节下部的明显骨改变[29]。1986年，Bigliani[30]描述了肩峰形状作为外在机制在肩袖肌腱病中的重要作用，肩峰根据不同的形状分为3种类型（**图2.1**）：扁平（Ⅰ型）、弯曲（Ⅱ型）和钩状（Ⅲ型）。肩峰形状与肩袖疾病严重程度之间的关联已有充分记录，肩峰下撞击综合征和全层撕裂的受试者中钩状肩峰的患病率更高。肩关节运动学改变、姿势异常、肩袖肌肉缺损和胸小肌延展性下降是可导致肩袖肌腱受压的生物力学因素[4]。此外，肩关节运动学改变可导致肩峰下间隙动态缩小（压迫肩袖肌腱），这是由于肱骨头上移[31]或肩胛骨生物力学改变导致肩峰向下移动[32]。

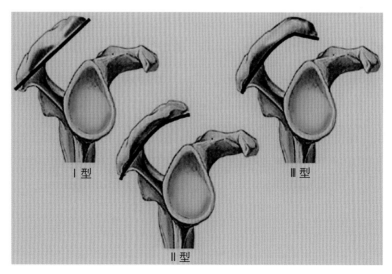

图2.1 不同形状的肩峰的Bigliani分类

最近的研究表明，肩峰下滑囊是一种促炎包膜，可导致肩部疼痛和其他肩峰下疾病。Blaine[33]证明炎症细胞因子，如肿瘤坏死因子（TNF）、白细胞介素1（IL-1）、白细胞介素6（IL-6）、环氧合酶-1（COX-1）和环氧合酶-2（COX-2），在患有滑囊炎和肩袖综合征的受试者的肩峰下滑囊中大量存在。还应该指出的是，IL-1和IL-6作为胶原分解代谢的介质也起着重要作用[34]。

肩袖疾患周围肌腱改变被认为是继发性现象。Chandler[35]指出，由于肌腱病，肩峰韧带张力增加，刺激肩峰下侧骨的新形成，这可能导致撞击综合征，导致肌腱末端病。

肩峰侧倾或关节盂形状是结构特征，作为外在因素在肩袖病变中起重要作用。如上文所述，肩峰形状会影响冈上肌腱，因为它通过喙肩弓下方。即使是由头部前倾姿势和脊柱后凸增加共同引起的肩胛骨前倾姿势，也会减少肩峰下间隙[36]。

引起肩袖肌腱病的内在因素会影响肌腱形态和性能。越来越多的文献支持这些机制在肩部疾病中的基本作用。

内在机制，如老化过程、血管不良和生物学改变，导致肌腱退化，也会影响拉力和改变负载能力[37-40]。肌腱血管供应减少与肩袖撕裂发病机制有关。1934年，Codman首次描述了"临界区"（冈上肌腱在大结节和肌腱交界处之间的1cm²区域），这是肌腱损伤最常见的部位，因为它的血运少[4]。

肌腱变性是肌腱细胞金属蛋白酶（Metalloproteinase Enzymes，MMP）产生增加的表现，这意味着肌腱撕裂是一个活跃的细胞介导过程。假设肩袖撕裂是肌腱合成和降解之间不平衡的结果，可能是由于响应重复机械应变的MMP活性调节失败。肌腱变性进一步明显，因为冈上肌腱病患者的GAG升高[41]。硫酸化与急性炎症是新基质形成以及淀粉样蛋白产生的相关因素。Cole进行的一项研究[42]表明，撕裂的特征是冈上肌腱70%的淀粉样蛋白沉积，而急性创伤患者的这一比例仅为25%。

可能导致肩部疾病的另一个因素是遗传：它似乎与调节胶原蛋白合成的基因的多态性有关，就像在跟腱病中发现的那样。然而，这只是一个假设，因为到目前为止还没有基因被确定为肩袖疾病的危险因素[43-45]。

由于胶原纤维排列，其他因素会影响机械性能和拉伸载荷响应，包括肌腱几何形状。在肌腱改变中，重要的是要强调肌腱不规则和变薄，可在患有退行性肩袖肌腱病的受试者中观察到，这些条件会影响机械性能。甚至，衰老也被观察到是肌腱变性的负面因素。生物力学研究表明，随着年龄的增长，肌腱的弹性降低，拉伸强度降低[4]。关于肩袖肌腱的组织学研究表明，与年轻人相比，老年人存在退行性变化（钙化和纤维血管增生），两组都排除肩部疾病史。此外，衰老导致冈上肌腱中总硫酸化GAG和蛋白聚糖减少[46]。

其他科学研究表明，在老年人中Ⅰ型胶原蛋白减少，Ⅲ型胶原蛋白增加，较弱且更不规则；然而，文献中尚未阐释这些变化是否与衰老有关，还是与反复微创伤（或过度使用）愈合过程的继发性后果有关[47]。

一个有趣的分类是由Celli[48]开发的分类，根据类型、定位和疼痛，将旧的名称"肩周炎"分为4种临床表现：

（1）急性前肩痛：炎症仅限于冈上肌腱和/或肱二头肌长头腱。

（2）急性全肩痛：三角肌下滑囊炎症受损。

（3）慢性前肩痛：疼痛是慢性的，局限于前肩。

（4）慢性全肩痛：即使在这种情况下，疼痛也是慢性的，但它会影响整个肩部。

这种分类的优点是易于应用，但与退化的原因没有直接的相关性。肩部疼痛的最常见原因是盂肱关节周围的滑囊发炎。受影响最大的是肩峰下滑囊，位于肩袖肩峰和肌腱之间，但也可能影响三角肌下、肩胛下肌和喙突下滑囊。

疼痛局限于手臂近端的一侧，但如果炎症过程涉及三角肌下滑囊，疼痛也可能向远端延伸，三角肌下滑囊通常与肩峰下滑囊相通。运动会加重症状，尤其是主动外展，明显受到疼痛的限制。

3.1　肩袖肌腱病

随着年龄的增长，肩袖肌腱病和退行性撕裂的发生率增加，70岁以上的受试者为40%[49]。

肩袖肌腱病是由于胶原纤维形态紊乱和肌腱超微结构改变所致。早期的研究表明，组织病理学变化与肩袖肌腱病有关：肌腱纤维变薄，从而导致超微结构改变、细胞凋亡、肉芽组织产生和纤维软骨变化[50-51]。进展的风险可导致完全肌腱断裂，与这些组织病理学变化有关。

可能影响胶原纤维的Hyaline和黏液样变性已经发生在退化的肌腱中。其结果是抗拉阻力降低，使肌腱容易断裂[4]。

在退化的肌腱中，愈合过程受影响。实际中，骨腱愈合位置的结构，从非矿化到矿化纤维软骨的过渡，并没有发生。这种愈合不良的原因是多因素的，但与负责形成附着点复杂结构和组成的细胞因子表达不充分和杂乱有关[52]。其他可能影响愈合过程的因素包括骨腱止点部位存在炎症细胞和肌腱-骨界面存在少量干细胞，这些因素阻碍了生理性瘢痕的形成[53]。

愈合过程分3个步骤进行：

（1）步骤1，炎症期。

（2）步骤2，修复阶段。

（3）步骤3，改造阶段。

其中任何一个阶段的改变都会导致不良的再生过程。最近的研究表明炎症期的重要性，在此期间，动物和人类模型中肩袖病变中的中性粒细胞、巨噬细胞和肥大细胞增加。Millar等[54]评估了在修复阶段通过活检采集的肩袖肌腱样本。他们在肌腱病的早期阶段观察到肥大细胞和巨噬细胞的明显浸润。随后巨噬细胞产生转化生长因子-β_1（TGF-β_1），刺激胶原蛋白形成和蛋白酶活性。

由于巨噬细胞的作用，纤维血管瘢痕可能在修复阶段产生。在愈合过程的这个阶段，成纤维细胞的活化决定了各种细胞因子的表达，如碱性成纤维细胞生长因子（bFGF），胰岛素样生长因子（IGF-1），血小板衍生生长因子-B（PDGF-B），血管内皮生长因子（VEGF），骨形态发生蛋白-12（BMP-12）、BMP-13和BMP-14[4]。

3.2 钙化性肌腱炎

钙化性肌腱炎可能包含在肩袖疾病的"总和"中。根据无症状成人的X线检查，其患病率为2.7%~20%。通常发生于40~50岁，女性和久坐不动者患病率更高。据估计，急性和慢性出现症状的概率均高于50%[52]。

Maugars等[53]在2009年进行的一项研究指出，患有慢性肩部疼痛的患者中有7%~17%是由于肌腱钙化。

钙化性肌腱炎不是一种退行性疾病，因为钙化与坏死或组织损伤在组织学上无关，而是一种细胞介导的过程，类似于不完全软骨内骨化。

最早描述钙沉积周期的作者之一是Uhthoff[55]，他将其分为两个阶段：形成阶段和吸收阶段。其他作者将周期细分为3个阶段：钙化前阶段（无症状）、钙化阶段（撞击）和钙化后阶段（急性）[56]。

更完整的分类将该周期分为4个阶段：钙化前阶段，在此期间纤维软骨转化以完全无症状的方式在肌腱环境中发生；形成阶段，包括羟基磷灰石晶体在肌腱内的沉积；再吸收阶段，其特征在于这些晶体的吸收；最后是钙化后恢复阶段。

因此，文献中目前没有关于肌腱钙化的标准化组织学分类。

关于钙化的放射学方面，许多研究集中在Gartner的分类（1993）上，其中可以识别3种沉积物。Ⅰ型是指定义明确且致密的沉积物，Ⅱ型是指区分良好但具有放射性透明的矿床，Ⅲ型具有放射性透明结构，但边缘有限[57]。

事实上，法国关节镜学会的分类[58]还确定了3种类型的钙化，分别用字母A、B和C表示（**图2.2**），这再现了Gartner的描述。作者讨论了使用放射学分类来选择最合适的治疗方法和作为评估其疗效的结

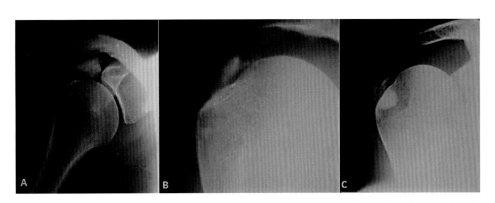

图2.2 法国关节镜学会对钙化的分类。A：致密沉积物，边缘清楚；C：沉积物核状，边缘不清；B：介于前两种类型之间

果。基本概念只是放射学分类本身是不够的，与临床数据的相关性始终是必要的[59-60]。

3.3 肩峰下滑囊炎和撞击

肩峰下滑囊是人体最大、最复杂的滑囊。在1934年的一本书[61]中，Godman确认它表现为次级肩胛骨-肱骨关节，尽管它不是由软骨组织组成的。因此，他强调了肩峰下滑囊的功能问题。1972年，Neer[62]在他对撞击综合征的研究中进一步强调了这一观点。此外，在其他研究中，他认为肩峰下滑囊是一种炎症包膜，可以通过伤害感受器末端刺激导致疼痛。Santavirta等[63]在肩峰下滑囊炎患者的滑囊中发现了大多数CD-2和CD-11b单核细胞。Yanagisawa[64]还证明了撞击综合征患者中VEGF的表达增加，从而指出了慢性炎症和血管增加。其他研究[65]表明，撞击综合征患者肩峰下间隙疼痛介质（P物质）的表达增加。

尽管有这些关于肩峰下滑囊的证据，但与肩峰下撞击综合征发病机制有关的生化介质表达的变化尚未完全确定。进行这些检查以确定肩峰下滑囊在撞击综合征中的作用，问题是滑囊表现为病理组织还是修复组织。

在"滑囊炎"（**图2.3**）期间，整体肩峰下空间减少，这可能导致内部受压组织增加。在肩峰下撞击综合征期间，已有证据表明肌腱变性，这是由于炎症过程或肩关节活动（如在工作活动期间）的超负荷张力所致[4]。

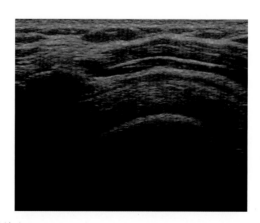

图2.3 肩峰下滑囊炎：超声影像学检查

撞击综合征分类最早由Neer于1983年提出[66]，它基于组织的组织发育损伤。他将这种综合征定义为肩峰下间隙组织的机械压迫病变，并确定了3个进行阶段：第一阶段（"水肿和出血阶段"）是25岁以下患者的典型表现，在运动或工作期间有上肢的过顶运动史；第二阶段定义为肩袖肌腱和肩峰下滑囊进一步恶化，通常影响25～40岁的患者；最后一个阶段即第三阶段，其特征是骨刺和部分或全层肌腱断裂，影响40岁以上的患者。

3.4 肩袖撕裂

肩袖撕裂约占肩部疼痛就诊原因的1/3，有时这是一个难以诊断的问题。在肩部疼痛患者中，肩袖撕裂是最常见的病因，尤其是60岁及以上的患者[67]。这种病理的发生率随着年龄的增长而增加；此外，对尸体的研究发现，30%的病例有肩袖撕裂[68]。如前所述，文献一致认为发病率随着年龄的增长而增加。特别是，一项研究[69]指出，50～59岁患者无症状撕裂的发生率为13%，60～69岁患者的发病率为20%，70～79岁为31%，80岁以上为51%。Yamamoto等[67]观察到，在样本人群中，全层撕裂的患病率为20.7%，平均年龄为57.9岁，有或没有症状。2006年一项尸检研究回顾评估了2553例肩部（患者平均年龄70.1岁），发现部分撕裂的患病率为18.5%，全层撕裂的患病率为11.8%[68]。肩袖撕裂非常常见，因此病史和临床检查起着至关重要的作用，尤其是在亚临床病例中。

肩袖撕裂的发病机制是复杂且多因素的。出于这个原因，有两种不同的观点，根据这些观点，肌腱损伤可能是由于内在或外在因素造成的。Codman[61]已经描述了在血管功能减退的关键区域肌腱损伤的内在理论，该区域位于距离冈上肌腱在肱骨头止点1cm处。除此之外，由于其血管化程度低，它也是一个愈合能力低的区域。根据外在理论，肩峰下间隙（即肩峰、肩峰韧带和肱骨头之间）的肩袖肌腱可能被压迫，然后受伤。大多数肩袖撕裂累及冈上肌腱和冈下肌腱，这些被描述为后上袖撕裂。相反，前上撕裂不太常见，通常向前延伸，累及肩袖间隙及肩胛下肌腱。部分撕裂包括肌腱纤维的部分破坏，滑囊和关节间隙之间没有沟通。肩袖肌腱正常的平均厚度为8～12mm。

撕裂深度决定了病变的程度。Codman将肌腱撕裂分为3种类型[61]：

（1）滑囊侧撕裂（BT）局限于肌腱的滑囊表面。

（2）肌腱内撕裂（IT）位于肌腱内。

（3）关节侧撕裂（JT）位于肌腱的关节侧。

Neer[62]提出的另一种分类将疼痛、炎症、水肿和出血的情况归为Ⅰ期，将肌腱纤维化归为Ⅱ期，将纤维断裂归为Ⅲ期。

考虑到冈上肌腱的平均厚度，Ellman[70]将肩袖撕裂分为3级（**图2.4**）：Ⅰ级，包括撕裂深度低于3mm（或涉及肌腱厚度的25%）；Ⅱ级，其特征是撕裂深度为3～6mm或厚度的25%或50%；Ⅲ级，撕裂超过6mm或超过50%的厚度。

在全层撕裂中，完整的纤维破坏导致肩峰下间隙和盂肱关节之间的直接相通。

肩袖撕裂的进一步分类[4]见表2.1～表2.3。

病变范围越大，回缩程度和脂肪肌萎缩的数量越大，肩袖撕裂愈合的机会就越小。病变的自然病程

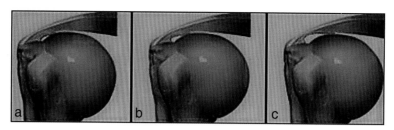

图2.4 肩袖撕裂的Ellman分类。a. Ⅰ级。b. Ⅱ级。c. Ⅲ级

是大小随时间的推移进一步增加，例如，部分厚度撕裂成为全病变，并且参考Cofield分类（**表2.1**），小尺寸撕裂倾向于向大面积病变发展。

表2.1　Cofield分类（按撕裂大小）

小	<1cm
中	1～3cm
大	3～5cm
巨大	>5cm

表2.2　Patte分类（通过肩袖撕裂回缩）

阶段	肌腱损伤描述
第一阶段	近端残端靠近其骨附着点
第二阶段	近端残端在肱骨头水平回缩
第三阶段	近端残端在关节盂水平回缩

表2.3　Goutallier分类（按脂肪肌变性程度）

阶段	肌肉描述
0	完全正常的肌肉
Ⅰ	一些脂肪条纹
Ⅱ	肌肉量大于脂肪浸润量
Ⅲ	肌肉量等于脂肪浸润量
Ⅳ	脂肪浸润量大于肌肉量

3.5　冻结肩

冻结肩或粘连性关节囊炎是一种病因不明的伴有疼痛和致残性的疾病，由盂肱关节自发性挛缩引起，既往无明显事件，导致关节活动减少[71]。这种使人衰弱的疾病影响了2%～5%的一般人群[72]，在有合并症（如甲状腺功能减退症、糖尿病、体重指数升高和颈椎病）的患者中，患病率增加到10%～38%[74]。这种情况在女性和非优势肩部中更常见。平均发病年龄为50～55岁[75]。

目前公认的分类（**表2.4**）将没有任何明确可识别病因的特发性肩周炎确定为原发性肩周炎，由明确病因触发的确定为继发性。最后，进一步细分为内源性的、外源性的和系统性的[76]。

表2.4 冻结肩分类

原发性粘连性关节囊炎	继发性粘连性关节囊炎		
特发性（病因或病症不明）	系统性因素	外源性因素	内源性因素
	• 甲状腺疾病	• 心脏或乳房手术	• 撞击
	• 高脂血症	• 脑血管意外	• 肌腱病
	• 肾上腺功能减退	• 神经根颈椎病	• 骨关节炎
	• 慢性阻塞性肺疾病（COPD）		• 脱臼或肩部创伤
	• 骨质减少/骨密度降低		
	• Duputreyn病		
	• 缺血性心脏病		
	• 外源性糖尿病		

Neviaser将这种状态描述为粘连性关节囊炎，以强调影响囊膜的炎症成分、滑膜炎的多区域和滑膜血管增生[77]。

组织学发现归因于新生血管生成，这些患者的囊膜复合体中新神经的生长，这可以用于解释与关节囊炎相关的疼痛。

关节镜活检材料的免疫细胞化学分析显示，存在主要由肥大细胞、T细胞、B细胞和巨噬细胞组成的慢性炎症细胞以及肥大细胞浸润导致的纤维化，肥大细胞浸润通常调节成纤维细胞的增殖[78]。

肩周炎似乎是初始炎症期后愈合过程失败的结果，其特征是成纤维细胞的细胞因子和生长因子过多。

部分分化为肌成纤维细胞的积累。它们通过关节囊变硬对新的胶原蛋白沉积物施加牵引力[79]。

诊断基本上是临床性的，基于ROM减少的证据，特别是在没有X线征象的情况下，盂肱关节的外旋、抬高和内旋转。这伴有三角肌止点处的疼痛与无力[80]。放射影像没有帮助，除非是相关病变，如骨折、关节炎和置入金属植入物。在特定病例中，如果怀疑与肩袖肌腱病或撞击综合征相关，我们可以参考磁共振成像（**图2.5**）[81]。

根据Neviaser等[80]，粘连性关节囊炎的各阶段的临床表现如下：

第一阶段，"预备"阶段：患者在运动范围结束时有轻微的疼痛，这种情况经常被错误地诊断为撞击综合征。

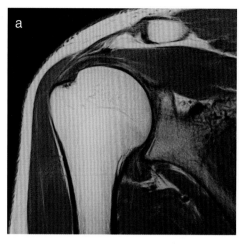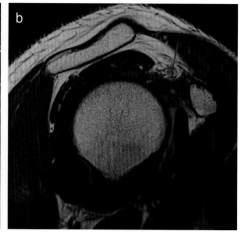

图2.5 磁共振成像提示冻结肩。a. 冠状面PD：盂肱关节腋窝增厚。b. 矢状面PD：肩袖间隙炎症

第二阶段，"冷冻"阶段：通常以极度不适和剧烈疼痛以及ROM进行性丧失为特征。

第三阶段，"冻结"阶段：特征是明显僵硬，但疼痛较少。

第四阶段，"解冻"阶段：在这个阶段，有无痛的僵硬和运动，通常通过重塑来改善。

4 临床表现

诊断主要基于临床检查、排除其他病变和盂肱X线检查正常。在关注肩部之前，应进行整体姿势评估的初始评估。颈胸曲度变化，会影响肩胛骨的静息位置[82]，从而引起肩痛。与肩部疼痛相关的姿势异常包括寰枕关节的伸展、生理性颈椎前凸的减少、背部后凸的增加、肩胛骨突出（外展）向下旋转和肱骨的内旋，这些都会导致神经肌肉骨骼的变化。

全面收集患者的病史，疼痛是否真的起源于肩，是否是其他解剖结构的牵涉痛。经常报道肩部的疼痛实际上源自颈椎，在这种情况下，沿着上肢的放射性痛，颈椎神经根病变通常到达手腕部和手指，而从肩关节病变引起的放射的疼痛一般不超过肘部。

肩部体格检查可以有以下步骤：

检查，触诊，活动性和特定功能测试。检查结果通常为阴性，而触诊可能有助于诊断。触诊应包括触诊肩胛带的所有关节和所有肩袖肌肉，试图通过适当的手法克服覆盖肩袖大部分的三角肌。在触诊过程中，必须同时考虑几个方面：压痛，肿胀，皮温变化，明显和隐藏的畸形，肌肉特征和各种结构之间的关系。应主动和被动地评估双肩的运动，应进行前屈和肩胛骨平面抬高以及手臂在侧面和外展90°的内旋和外旋。

必须对受影响的肌肉进行抗阻力测试，以做出正确的诊断。

Neer试验：医生站在患者身后，一只手将患者的手臂抬起进行内旋和外展，而另一只手则稳定其肩胛骨。如果患者在70°~120°之间的运动弧形中出现疼痛，则检查显示肱骨大结节与肩峰之间存在撞击。

Hawkins试验：患者在患者面前，患者手臂前屈90°、肘部屈曲90°；在这个位置，做盂肱关节的内旋运动。位于肩锁关节下方且内旋的疼痛被认为是阳性测试结果，它表明肩峰下滑囊发炎或位于肱骨大结节和喙肩韧带之间的所有结构受到撞击。

手掌向上试验：检查者对抗患者的运动，嘱患者抬高手臂，肘部伸展，手掌朝上。如果检查显示肱二头肌长头病变疼痛，则呈阳性。

Jobe试验：检查者站在患者面前，患者保持手臂外展90°、前屈30°和最大内旋（拇指指向地面）。检查者手臂下压抵抗患者向上的推力。如果患肢放下，无论是否存在疼痛，冈上肌的检测结果均为阳性。

可以使用其他试验，如Yocum试验、水平内收试验、疼痛弧试验、空罐试验、落臂试验、Speed试验、Yeergason试验和Pattes试验。

临床评估可以使用Constant-Murley评分[83-84]或简单肩部测试（SST）等评估量表完成。

Constant-Murley评分是用于肩部所有病理（不仅用于不稳定）的序数量表，评分范围为0~100分（正常肩部=100分）。该量表通过疼痛（15分）、日常生活活动（20分）、力量（25分）和运动范围（40分）这4个方面，实现对与日常生活活动相关的疼痛和残疾程度的全面评估。

简单肩部测试（SST）是用于所有肩部病变的二元量表，涉及向患者提出12个问题（正常分数=12分）。这些问题用于评估感知的疼痛和执行某些日常生活活动的能力。DASH介于通用测试（作为简表）和肩部特定测试之间，可用于完成评估。

影像学检查通常用于识别和区分损伤源。

5 保守治疗

保守疗法采用不同类型的治疗方法，其主要目的是减轻疼痛和其他炎症征象，恢复功能并防止进一步的关节损伤[85]。大量研究支持，保守疗法是粘连性关节囊炎所致轻度肩部疼痛的主要治疗方法[86]。肩周炎的自然过程导致或多或少的长时间愈合。为了更快地减轻疼痛并恢复关节功能，我们可以进行多种单独或联合治疗，例如物理治疗（应用超声、激光、热疗、电镇痛和冲击波等），关节内皮质类固醇注射，关节内生理盐水注射扩张伴盂肱关节囊扩张和最终松解，关节内透明质酸钠注射到盂肱关节，肩胛上神经阻滞，麻醉下的肩部松解，口服皮质类固醇或非甾体类抗炎药（NSAIDs）和镇痛药。如果这些治疗失败，另一种选择是进行开放性或关节镜滑膜切除术和盂肱关节松解术[87-89]。

5.1 体外冲击波疗法（ESWT）

自1980年以来，体外冲击波已用于不同的条件下，最初用于破坏肾结石。通过研究对周围组织的副作用，可以了解到它们也可用于治疗肌肉骨骼疾病[90]。对这些组织的影响是剂量依赖性的：高剂量往往具有破坏性作用，低剂量具有再生作用[91]。

自1995年以来，ESWT应用的所有原则都在最近的一次审查中进行了修订，该审查建立了新的指导原则。建议的能量限值应低于$0.28mJ/mm^3$，高于该限值即可出现坏死效应。ESWT无须麻醉即可进行，即使在较大的区域也是如此，它们在开放生长板上的应用似乎是安全的[92]。

ESWT的再生效应是生长因子或细胞因子的基因表达激活和成纤维细胞增殖的结果。肌腱组织机械刺激转化为$TGF-\beta_1$基因表达的增强和胶原蛋白Ⅰ和Ⅲ的增加[93]。

由于其结构和生理学，机械传感现象在骨组织中特别明显：它的作用类似于压电。ESWT作用后，骨显示：间充质干细胞的成骨分化[94]；一氧化氮合酶（NOS）和血管内皮生长因子（VEGF）的表达，可导致新生血管生成并加速组织再生和愈合[95]；骨再生，从骨膜刺激开始[96]；直接刺激成骨细胞和间接降低破骨细胞活性[97]。

此外，NOS的增加似乎参与了导致促炎因子减少的另一种信号通路。已经看到NOS对B细胞活化的核因子κ-轻链增强子（NF-κB）具有抑制作用，因此促炎细胞因子和白细胞募集产生疼痛作用被阻断[98]。

其他机制是产生NO和VEGF，使新生血管生成（**图2.6**），从而改善血液供应，促进组织修复和清除致痛因素及有害物质[99]。

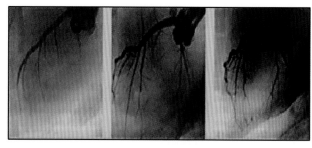

图2.6 冲击波治疗4周后冠状动脉新生血管形成

ESWT还可释放内源性镇痛药P物质和降钙素基因相关肽（CGRP），并干预疼痛[100]。Saggini等[101]认为，冲击波通过阻止神经抑制系统，阻断脊髓后柱中的伤害性刺激。此外，ESWT通过改变P物质和CGRP水平，破坏外周无髓鞘纤维，负责立即释放致痛肽。所有这些机制使ESWT适合治疗各种肌肉骨骼疾病，如钙化性肌腱炎、上髁炎、骨关节炎和长骨骨折[102]。

ESWT已被证明是治疗肩部钙化肌腱炎的有效选择。一项Meta分析的研究显示了ESWT对钙化性肌腱炎的干预能力，利用高能量密度促进钙化的再吸收（常规极限设定为$0.20mJ/mm^3$，小于此强度标记为低能量）。3个月后沉积物的功能结果（Constant-Murley评分）和放射影像学吸收（完全吸收的机会）表明，高能量ESWT比低能量ESWT更有效[103]。对钙化的影响不仅仅是肾结石那样的机械作用，还是生化诱导细胞间质和细胞外的变化，促进组织再生[104]。

很少有研究专门针对ESWT在肩周炎中的应用。其中一项研究[105]招募了36例患者，分为两组：一组接受冲击波（1200次冲击，能量为0.1～0.3mJ/mm³），为冲击组，另一组为假冲击组。在治疗前后以及治疗后2个月和5个月使用肩部疼痛和残疾指数（SPADI）问卷评估疼痛和残疾评分。结果显示，ESWT对肩周炎恢复有积极作用，较假冲击组效果好。

另一项研究[106]将ESWT（1000次冲击，能量为0.01～0.16mJ/mm³）与保守物理治疗进行了比较，两组每周治疗两次，持续6周。分别使用视觉模拟评分（VAS）和患者特异性功能量表（PSFS）评估疼痛和功能。两组患者的VAS和PSFS评分均显著降低，ESWT组报告的得分低于对照组。

因此，ESWT是治疗肩周炎的一种可能方法，特别是，它是一种安全、无创、低成本的治疗手段。

5.2 关节内注射

关节内给药有几个优点：提高生物利用度，减少全身效应，减少副作用，可以准确进入大多数关节，特别是在超声引导下[107]。

关节内注射常用于治疗影响关节的不同疾病，如骨关节炎、粘连性关节囊炎和类风湿性关节炎。尽管这种治疗方法被广泛使用，但其操作无规范的标准[26]。

关于这种用于治疗肩痛的疗法，使用两种物质：皮质类固醇和透明质酸[108]。皮质类固醇的药理学特性是众所周知的，根据它们的特性，建议在急性期进行关节腔注射的操作。如果由有经验的操作者对符合此类操作条件的患者进行操作，则与皮质类固醇注射相关的风险是有限的。对于化脓性关节炎、菌血症患者和免疫功能低下患者，应避免注射[109]。

治疗肩周炎的主要目的是减少功能丧失并缓解显著限制运动的疼痛。在粘连性关节囊炎的情况下，关节内给予皮质类固醇通常与常规物理治疗有关。有人对1947年至今的25项研究系统评估并比较了浸润与麻醉、物理治疗和关节囊扩张下的手法。在所有42个肩部手术的案例中，很明显，关节内给予皮质类固醇可改善和加速患者的愈合。常规治疗与皮质类固醇的长期结果相当，考虑到粘连性关节囊炎是一种自限性病变，这是可以理解的[110]。

皮质类固醇的另一种可能应用包括肩峰下滑囊内的浸润。这种方法（**图2.7**）在急性疼痛性滑囊炎病例中特别有用，可与其他旨在治疗根本原因的疗法联合使用。

除了皮质类固醇的作用和有效性在文献中被广泛讨论外，透明质酸黏性补充剂的使用也越来越普遍[111]。透明质酸在被注射到关节中后通过不同的机制起作用。它是一种阴离子、非硫酸化的糖胺聚糖，广泛分布在结缔组织、上皮组织和神经组织中，能够保留水分，这有助于细胞黏附、增殖和迁移。局部高浓度导致生长因子的释放，加速组织修复过程[112]。补充黏液是一种恢复滑液流变特性的方法，

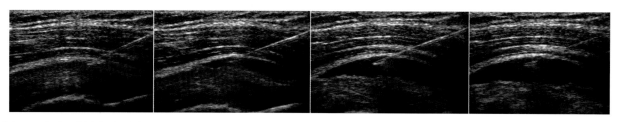

图2.7　肩峰下滑囊浸润顺序

增强滑液的黏弹性，保护软骨免受机械应力并减轻疼痛[113-114]。

在累及肩袖的肌腱炎中，补充黏液不仅可以保护关节表面，还可以恢复软骨细胞的稳态[115]。透明质酸作用于疼痛调节的假设已经得到研究证实，Mitsui等[116]证明透明质酸不仅抑制促炎细胞因子如IL-1β、IL-6和TNF-α）的mRNA表达，而且还抑制IL-1刺激的肩峰下滑膜成纤维细胞中通过CD44产生COX-2/PGE2（前列腺素E2）。CD44也存在于滑膜细胞上，因此它是减轻疼痛的靶点恢复伤害性传入纤维周围的黏弹性屏障可减轻疼痛，阻碍了与伤害性刺激的相互作用[117]。

5.3　康复

康复方案应始终从临床评估入手，重点关注功能不足的状态、运动范围和评估时引起的疼痛[118]。目的是确保关节活动度的长期效果，减少僵硬并改善功能[119]。保持运动范围对于防止粘连和减少撞击至关重要。干预肩袖肌肉、肩胛骨稳定肌（前锯肌、菱形肌、背阔肌和梯形肌）和三角肌的力量，可以避免肱骨头的过度上移导致肩胛骨不稳定，这是撞击综合征中发生的两种情况。神经肌肉控制不足可能导致肩袖和肩胛胸肌异常。据推测，本体感觉可以调节肌梭的敏感性，并帮助受试者更加关注关节位置[120]。

专门产生更高水平的肩袖激活、下斜方肌或前锯肌的运动是开链运动，包括卧外旋、对角线运动和100°外展[121]。闭链运动则有助于肩部肌肉的共同收缩以及加强前锯肌[122]。

大脑通过与外部信号和本体感受刺激相互作用来指导运动任务。因此，刺激整合在这里发生，并且可以重新编辑产生答案的中心。实现这一目标的一种可能方法是多关节系统®（MJS），该系统由患者在3个空间平面上运行的多关节臂组成（**图2.8**）。患者从连接到机器人手臂的计算机系统接收反馈，并按照预定义的轨迹调整他的动作。通过这种方式，患者学会执行所有盂肱关节的特殊运动，保持肩胛骨的适当位置，增加前锯肌、菱形肌、背阔肌、斜方肌和三角肌的力量。MJS可以更好地控制肩部运动，在多维轴向型范围内增加本体感觉、敏感性和肩关节运动[123-124]。

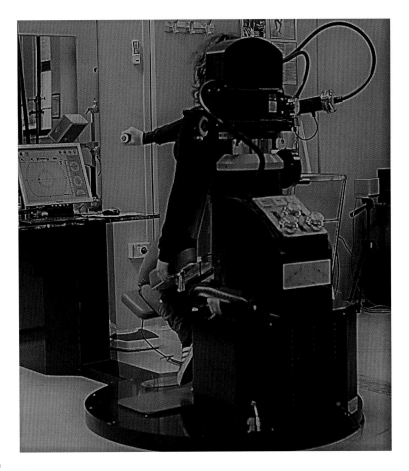

图2.8 多关节系统®

作者信息

Raoul Saggini[1]*, Simona Maria Carmignano[2], Lucia Cosenza[2], Tommaso Palermo[2] and Rosa Grazia Bellomo[3]

*: Address all correspondence to: saggini@unich.it

1: Department of Medical Oral and Biotechnological Sciences, School of Specialty in Physical and Rehabilitation Medicine, "Gabriele d'Annunzio" University, Chieti, Italy

2: School of Specialty in Physical and Rehabilitation Medicine, "Gabriele d'Annunzio" University, Chieti, Italy

3: Physical and Rehabilitation Medicine, Department of Medical Oral and Biotechnological Sciences, "Gabriele d'Annunzio" University, Chieti, Italy

参考文献

[1] Clement ND, Nie YX, McBirnie JM. Management of degenerative rotator cuff tears: A review and treatment strategy. Sports Medicine, Arthroscopy, Rehabilitation, Therapy & Technology. 2012;**4**:48.

[2] Sher JS, Uribe JW, Posada A, Murphy BJ, Zlatkin MB. Abnormal findings on magnetic resonance images of asymptomatic shoulders. Journal of Bone and Joint Surgery (American). 1995;**77**:10-15.

[3]　Tempelhof S, Rupp S, Seil R. Age-related prevalence of rotator cuff tears in asymptomatic shoulders. Journal of Shoulder and Elbow Surgery. 1999;**8**:296-299.

[4]　Berhart LV, editor. Advances in Medicine and Biology. New York: Nova Science Publisher Inc; 2016. 129-178 p.

[5]　Bassett RW, Browne AO, Morrey BF, An KN. Glenohumeral muscle force and moment mechanics in a position of shoulder instability. Journal of Biomechanics. 1990;**23**:405-415.

[6]　Karduna AR, Williams GR, Williams JL, Iannotti JP. Kinematics of the glenohumeral joint: Influences of muscle forces, ligamentous constraints and articular geometry. Journal of Orthopaedic Research. 1996;**14**:986-993.

[7]　Lippitt S, Matsen F. Mechanisms of glenohumeral joint stability. Clinical Orthopaedics and Related Research. 1993;**291**:20-28.

[8]　Soslowsky LJ, Carpenter JE, Bucchieri JS, Flatow EL. Biomechanics of the rotator cuff. Orthopedic Clinics of North America. 1997;**28**:17-30.

[9]　Wuelker N, Roetman B, Plitz W, Knop C. Function of the supraspinatus muscle in a dynamic shoulder model. Unfallchirurg. 1994;**97**:308-313.

[10]　Sharkey NA, Marder RA, Hanson PB. The entire rotator cuff contributes to elevation of the arm. Journal of Orthopaedic Research. 1994;**12**:699-708.

[11]　Howell SM, Galinat BJ, Renzi AJ, et al. Normal and abnormal mechanics of the glenohumeral joint in the horizontal plane. Journal of Bone and Joint Surgery (American). 1988;**70**:227-232.

[12]　Kelkar R, Wang VM, Flatow EL, et al. Glenohumeral mechanics: A study of articular geometry, contact and kinematics. Journal of Shoulder and Elbow Surgery. 2001;**10**:73-84.

[13]　Poppen NK, Walker PS. Normal and abnormal motion of the shoulder. Journal of Bone and Joint Surgery (American). 1976;**58**:195-201.

[14]　Howell SM, Kraft TA. The role of the supraspinatus and infraspinatus muscles in glenohumeral kinematics of anterior shoulder instability. Clinical Orthopaedics and Related Research. 1991;**263**:128-134.

[15]　Lippett S, Vanderhoof J, Harris SL, et al. Glenohumeral stability from concavity-compression: A quantitative analysis. Journal of Shoulder and Elbow Surgery. 1993;**2**:27-34.

[16]　Neviaser RJ, Neviaser TJ, Neviaser JS. Anterior dislocation of the shoulder and rotator cuff rupture. Clinical Orthopaedics and Related Research. 1993;**291**:103-106.

[17]　Apreleva M, Parsons IM, Pfaeffe J, et al. 3-D joint reaction forces at the glenohumeral joint during active motion. Advanced Bioengineering. 1998;**39**:33-34.

[18]　Parsons IM, Apreleva M, Fu FH, et al. The effect of rotator cuff tears on reaction forces at the glenohumeral joint. Journal of Orthopaedic Research. 2002;**20**:439-446.

[19]　Blaiser RB, Guldberg MS, Rothman ED. Anterior shoulder stability: Contributions of rotator cuff forces and the capsular ligaments in a cadaver model. Journal of Shoulder and Elbow Surgery. 1992;**1**:140-150.

[20]　Itoi E, Newman SR, Kuechle DK, et al. Dynamic anterior stabilizers of the shoulder with the arm in abduction. Journal of Bone and Joint Surgery (British). 1994;**76**:834-836.

[21]　Lee SB, Kim KJ, O'Driscoll SW, et al. Dynamic glenohumeral stability provided by the rotator cuff muscles in the mid-range and end-range of motion: A study in cadavera. Journal of Bone & Joint Surgery. 2000;**82**:849-857.

[22]　Harryman DT 2nd, Sidles JA, Clark JM, McQuade KJ, Gibb TD, Matsen FA 3rd. Translation of the humeral head on the glenoid with passive glenohumeral motion. Journal of Bone and Joint Surgery (American). 1990;**72**:1334-1343.

[23]　Rowlands LK, Wertsch JJ, Primack SJ, Spreitzer AM, Roberts MM. Kinesiology of the empty can test. American Journal of Physical Medicine & Rehabilitation. 1995;**74**:302-304.

[24]　Sigholm G, Styf J, Korner L, Herberts P. Pressure recording in the subacromial bursa. Journal of Orthopaedic

Research. 1988;**74**:302-304.

[25] Okuda Y, Gorski JP, An KN, Amadio PC. Biochemical, histological, and biomechanical analyses of canine tendon. Journal of Orthopaedic Research. 1987;**5**:60-68.

[26] Maffulli N, editor. Rotator Cuff Tear. Basel: Karger; 2012. 10-17, 27-29, 41-45, 90-93 p.

[27] McClure P, Michener LA, Karduna AR. Shoulder function and three-dimensional scapular kinematics in people with and without shoulder impingement syndrome. Physical Therapy. 2006;**86**:1075-1090.

[28] Maffulli N, Longo UG, Gougoulias N, Loppini M, Denaro V. Long-term health outcomes of youth sports injuries. British Journal of Sports Medicine. 2010;**44**:21-25.

[29] Gill TJ, McIrvin E, Kocher MS, Homa K, Mair SD, Hawkins R. The relative importance of acromial morphology and age with respect to rotator cuff pathology. Journal of Shoulder and Elbow Surgery. 2002;**11**:327-330.

[30] Bigliani LU, Morrison DS, April EW. The morphology of the acromion and its relationship to rotator cuff tears. The Journal of Orthopaedic Translation. 1986;**10**:228.

[31] Keener JD, Wei AS, Kim HM, Steger-May K, Yamaguchi K. Proximal humeral migration in shoulders with symptomatic and asymptomatic rotator cuff tears. Journal of Bone and Joint Surgery (American). 2009;**91**:1405-1413.

[32] Ludewig PM, Cook TM. Alterations in shoulder kinematics and associated muscle activity in people with symptoms of shoulder impingement. Physical Therapy. 2000;**80**:276-291.

[33] Blaine TA, Cote MA, Proto A. Interleukin-1β stimulates stromal-derived factor-1α expression in human subacromial bursa. Journal of Orthopaedic Research. 2011;**29**:1695-1699.

[34] Gotoh M, Hamada K, Yamakawa H. Interleukin-1-induced subacromial synovitis and shoulder pain in rotator cuff diseases. Rheumatology (Oxford). 2001;**40**(9):995-1001.

[35] Chandler TJ. Shoulder strength, power, and endurance in college tennis players. The American Journal of Sports Medicine. 1992, July;**20**:455-458.

[36] Solem-Bertoft E, Thuomas KA, Westerberg CE. The influence of scapular retraction and protraction on the width of the subacromial space: An MRI study. Clinical Orthopaedics and Related Research. 1993;**296**:99-103.

[37] Biberthaler P, et al. Microcirculation associated with degenerative rotator cuff lesions. In vivo assessment with orthogonal polarization spectral imaging during arthroscopy of the shoulder. Journal of Bone and Joint Surgery (American). 2003;85-A:475-480.

[38] Goodmurphy CW, Osborn J, Akesson EJ, Johnson S, Stanescu V, Regan, WD. Immunocytochemical analysis of torn rotator cuff tendon taken at the time of repair. Journal of Shoulder and Elbow Surgery. 2003;**12**:368-374.

[39] Rudzki JR, et al. Contrast-enhanced ultrasound characterization of the vascularity of the rotator cuff tendon: Age- and activity-related changes in the intact asymptomatic rotator cuff. Journal of Shoulder and Elbow Surgery. 2008;**17**:96S-100S.

[40] Huang CY, Wang VM, Pawluk RJ, Bucchieri JS, Levine WN, Bigliani LUJ. Inhomogeneous mechanical behavior of the human supraspinatus tendon under uniaxial loading. Journal of Orthopaedic Research. 2005;**23**:924-930.

[41] Seitz AL, McClure PW, Finucane S, Boardman ND, Michener LA. Mechanisms of rotator cuff tendinopathy: Intrinsic, extrinsic, or both? Clinical Biomechanics. 2011;**26**:1-12.

[42] Cole AS, Cordiner-Lawrie S, Carr AJ, Athanasou NA. Localised deposition of amyloid in tears of the rotator cuff. The Journal of Bone and Joint Surgery. 2001;**83**(4):561-564.

[43] Harvie P, Ostlere SJ, Teh J, McNally EG, Clipsham K, Burston BJ. Genetic influences in the aetiology of tears of the rotator cuff. Sibling risk of a fullthickness tear. Journal of Bone and Joint Surgery (British). 2004;**86**:696-700.

[44] Mokone GG, Gajjar M, September AV, Schwellnus MP, Greenberg J, Noakes TD. The guanine–thymine dinucleotide repeat polymorphism within the tenascin-C gene is associated with achilles tendon injuries. The

American Journal of Sports Medicine. 2005;**33**:1016-1021.

[45] September AV, Schwellnus MP, Collins M. Tendon and ligament injuries: The genetic component. British Journal of Sports Medicine. 2007;**41**:241-246.

[46] Rees JD, Maffulli N, Cook J. Management of tendinopathy. The American Journal of Sports Medicine. 2009;**37**(9):1855-1867.

[47] Bank RA, TeKoppele JM, Oostingh G, Hazleman BL, Riley GP. Lysylhydroxylation and non-reducible crosslinking of human supraspinatus tendon collagen: Changes with age and in chronic rotator cuff tendinitis. Annals of the Rheumatic Diseases. 1999;**58**:35-41.

[48] Celli L, editor. The Shoulder: Periarticular Degenerative Pathology. Vol. 1. Springer, Austria; 1990.

[49] Maffulli N, Wong J, Almekinders LC. Types and epidemiology of tendinopathy. Clinics in Sports Medicine. 2003;**22**:675-692.

[50] Millar NL, Wei AQ, Molloy TJ, Bonar F, Murrell GA. Cytokines and apoptosis in supraspinatus tendinopathy. Journal of Bone and Joint Surgery (British). 2009, Mar;**91**(3):417-424.

[51] Harwood FL, Goomer RS, Gelberman RH, Silva MJ, Amiel D. Regulation of alpha(v) beta3 and alpha5beta1 integrin receptors by basic fibroblast growth factor and platelet-derived growth factor-BB in intrasynovial flexor tendon cells. Wound Repair and Regeneration. 1999;**7**:381-388.

[52] Speed CA, Hazleman BL. Calcific tendinitis of the shoulder. The New England Journal of Medicine. 1999;**340**(20):1582-1584.

[53] Maugars Y, Varin S, Gouin F, et al. Treatment of shoulder calcifications of the cuff: A controlled study. Joint, Bone, Spine. 2009;**76**(4):369-377.

[54] Millar NL, Hueber AJ, Reilly JH, et al. Inflammation is present in early human tendinopathy. The American Journal of Sports Medicine. 2010;**38**(10):2085-2091.

[55] Uhthoff HK, Loehr JW. Calcific tendinopathy of the rotator cuff: Pathogenesis, diagnosis, and management. The Journal of the American Academy of Orthopaedic Surgeons. 1997;**5**:183-191.

[56] Rowe CR. Calcific tendinitis. Instructional Course Lectures. 1985;**34**:196-198.

[57] Gartner J. Tendinosis calcarea—Behandlungsergebnisse mit dem Needling. Zeitschrift Fu r Orthopa die Und Ihre Grenzgebiete. 1993;**131**(5):461-469.

[58] Clavert P, Sirveaux F. Les tendinopathies calcifiantes de l'épaule. Revue de Chirurgie Orthopédique et Traumatologique. 2008;**94**(8s):336-355.

[59] Serafini G, Sconfienza LM, Lacelli F, Silvestri E, Aliprandi A, Sardanelli F. Rotator cuff calcific tendonitis: Short-term and 10-year outcomes after two-needle US-guided percutaneous treatment-nonrandomized controlled trial. Radiology. 2009;**252**(1):157-164.

[60] Ogon P, Suedkamp NP, Jaeger M, Izadpanah K, Koestler W, Maier D. Prognostic factors in nonoperative therapy for chronic symptomatic calcific tendinitis of the shoulder. Arthritis & Rheumatology. 2009;**60**(10):2978-2984.

[61] Codman EA, editor. The Shoulder. Boston: Thomas Todd; 1934. 123-215 p.

[62] Neer CS. Anterior acromioplasty for the chronic impingement syndrome in the shoulder. Journal of Bone and Joint Surgery (American). 1972;**87**:1399.

[63] Santavirta S, Konttinen Y, Antti-Poika I, Nordström D. Inflammation of the subacromial bursa in chronic shoulder pain. Archives of Orthopaedic and Traumatic Surgery. 1992;**111**:336-340.

[64] Yanagisawa K, Hamada K, Gotoh MT. Vascular endothelial growth factor (VEGF) expression in the subacromial bursa is increased in patients with impingement syndrome. Journal of Orthopaedic Research. 2001;**19**:448-455.

[65] Gotoh M, Hamada K, Yamakawa H, Inoue A, Fukuda H. Increased substance P in subacromial bursa and

shoulder pain in rotator cuff diseases. Journal of Orthopaedic Research. 1998;**16**(5):618-621.

[66] Neer CS. Impingement lesions. Clinical Orthopaedics and Related Research. 1983;**173**: 70-77.

[67] Yamamoto A, Takagishi K, Osawa T, Yanagawa T, Nakajima D, Shitara H. Prevalence and risk factors of a rotator cuff tear in the general population. Journal of Shoulder and Elbow Surgery. 2010;**19**:116-120.

[68] Reilly P. Dead man and radiologists don't lie: A review of cadaveric and radiological studies of rotator cuff tear prevalence. Annals of the Royal College of Surgeons of England. 2006;**88**:116-121.

[69] Ciccotti MA, Ciccotti MC, Ciccotti MG. Rotator cuff injury. Current Sports Medicine Reports. 2009;**8**:52-58.

[70] Ellman H. Diagnosis and treatment of incomplete rotator cuff tears. Clinical Orthopaedics and Related Research. 1990;(254):64-74.

[71] Cadogan A, Mohammed KD. Shoulder pain in primary care: Frozen shoulder. Journal of Primary Health Care. 2016;**8**(1):44-51.

[72] Neviaser AS, Hannafin JA. Adhesive capsulitis: A review of current treatment. The American Journal of Sports Medicine. 2010;**38**:2346-2356.

[73] Schiefer M, Teixeira PF, Fontenelle C. Prevalence of hypothyroidism in patients with frozen shoulder. Journal of Shoulder and Elbow Surgery. 2017;**26**(1):49-55.

[74] Li W, Lu N, Xu H, Wang H. Case control study of risk factors for frozen shoulder in China. International Journal of Rheumatic Diseases. 2015, Jun;**18**(5):508-513. DOI: 10.1111/1756-185X.

[75] ISAKOS Upper Extremity Committee Consensus Statement. Shoulder Stiffness. Berlin: Springer-Verlag. 2014.

[76] Zuckerman JD, Rokito A. Frozen shoulder: A consensus definition. Journal of Shoulder and Elbow Surgery, Elsevier. 2011;**20**(2):322-325.

[77] Neviaser JS. Adhesive capsulitis and the stiff and painful shoulder. Orthopedic Clinics of North America. 1980;**11**:327-331.

[78] Hand GC, Athanasou NA, Matthews T, Carr AJ. The pathology of frozen shoulder. Journal of Bone and Joint Surgery (British). 2007;**89**:928-932.

[79] Bunker TD, Reilly J, Baird KS, Hamblen DL. Expression of growth factors, cytokines and matrix metalloproteinases in frozen shoulder. Journal of Bone and Joint Surgery (British). 2000;**82**:768-773.

[80] Neviaser RJ, Neviaser TJ. The frozen shoulder: Diagnosis and management. Clinical Orthopaedics. 1987;**223**:59-64

[81] Warner JJP. Frozen shoulder: Diagnosis and management. Journal of the American Academy of Orthopaedic Surgeons. 1997;**5**(3):130-140.

[82] Griegel-Morris P, Larson K, Mueller-Klaus K. Incidence of common postural abnormalities in the cervical, shoulder, and thoracic regions and their association with pain in two age groups of healthy subjects. Physical Therapy. 1992;**72**(6):425-431.

[83] Urvoy P, Boileau G, Berger M, et al. Confrontation e validation de plusieurs methods d'evaluation des resultants après chirurgie de la coiffe des rotateurs. Revue de Chirurgie Orthopedique. 1991;**77**:171-178.

[84] Beaton D, Richards RR. Assessing the reliability and responsiveness of five shoulder questionnaires. Journal of Shoulder and Elbow Surgery. 1998;**7**:565-572.

[85] McKee MD, Yoo DJ. The effect of surgery for rotator cuff disease on general health status. Journal of Bone and Joint Surgery (American). 2000;**82**:970-979.

[86] Brox JI, Staff PH, Ljunggren AE, Brevik JI. Arthroscopic surgery compared with supervised exercises in patients with rotator cuff disease (stage II impingement syndrome). BMJ. 1993;**307**:899-903.

[87] Cho K, Song J, Lee H, Kim J, Rhee Y. The effect of subacromial bursa injection of hyaluronate in patients with adhesive capsulitis of shoulder joint: Multicenter, prospective study. Journal of Korean Academy of Rehabilitation

Medicine. 2002;**26**:73-80.

[88] Tamai K, Mashitori H, Ohno W, Hamada J, Sakai H, Saotome K. Synovial response to intraarticular injections of hyaluronate in frozen shoulder: A quantitative assessment with dynamic magnetic resonance imaging. Journal of Orthopaedic Science. 2004;**9**:230-234.

[89] Tagliafico A, Serafini G, Sconfienza LM, et al. Ultrasound-guided viscosupplementation of subacromial space in elderly patients with cuff tear arthropathy using a high weight hyaluronic acid: Prospective open-label non-randomized trial. European Radiology. 2010;**21**:182-187.

[90] Graff J, Richter KD, Pastor J. Effect of high energy shock waves on bony tissue. Urological Research. 1988;**16**:252-258.

[91] Haupt G. Use of extracorporeal shock waves in the treatment of pseudarthrosis, tendinopathy and other orthopedic diseases. The Journal of Urology. 1997;**158**(1):4-11. DOI: 10.1097/00005392-199707000-00003.

[92] Lohrer H, Nauck T, Vasileios Korakakis V, Malliaropoulos N. Historical ESWT paradigms are overcome: A narrative review. BioMed Research International. 2016;**2016**:7.

[93] Chen YJ, Wang CJ, Yang KD, et al. Extracorporeal shock waves promote healing of collagenase-induced achilles tendinitis and increase TGF-beta1 and IGF-I expression. Journal of Orthopaedic Research. 2004;**22**(4):854-861.

[94] Wang FS, Yang KD, Chen RF, Wang CJ, Sheen-Chen SM. Extracorporeal shock wave promotes growth and differentiation of bone-marrow stromal cells towards osteoprogenitors associated with induction of TGF-beta1. The Journal of Bone and Joint Surgery. 2002, Apr;**84**(3):457-461.

[95] Wang FS, Wang CJ, Chen YJ, et al. Ras induction of superoxide activates ERK-dependent angiogenic transcription factor HIF-1alpha and VEGF-A expression in shock wave stimulated osteoblasts. Journal of Biological Chemistry. 2004;**279**:10331-10337.

[96] Kearney CJ, Hsu HP, Spector M. The use of extracorporeal shock wavestimulated periosteal cells for orthotopic bone generation. Tissue Engineering. 2012, Jul;**18**:1500-1508.

[97] Tamma R, dell'Endice S, Notarnicola A, Moretti L. Extracorporeal shock waves stimulate osteoblast activities. Ultrasound Med Biol. 2009, Dec;**35**(12):2093-2100.

[98] Wang CJ, Yang KD, Ko JY, Huang CC, Huang HY, Wang FS. The effects of shockwave on bone healing and systemic concentrations of nitric oxide (NO), TGF-b1, VEGF and BMP-2 in long bone non-unions. Nitric Oxide. 2009;**20**:298-303.

[99] Frairia R, Berta L. Biological effects of extracorporeal shock waves on fibroblasts. A Review. Muscle, Ligaments and Tendons Journal. 2011, Oct-Dec;**1**(4):138-147.

[100] Saggini R, Di Stefano A, Saggini A, Bellomo RG. Clinical application of shock wave therapy in musculoskeletal disorders: Part I. Journal of Biological Regulators & Homeostatic Agents. 2015;**29**(3):533-545.

[101] Saggini R, Buoso S, Pestelli G. Dolore E Riabilitazione. 1st ed. Minerva Medica, Torino, Italy. 2014.

[102] Schmitz C, Császár N, Milz S. Efficacy and safety of extracorporeal shock wave therapy for orthopedic conditions: A systematic review on studies listed in the PEDro database. British Medical Bulletin. 2015;**116**:115-138. DOI: 10.1093/bmb/ldv047.

[103] Mouzopoulos G, Stamatakos M, Mouzopoulos D, Tzurbakis M. Extracorporeal shock wave treatment for shoulder calcific tendonitis: A systematic review. Skeletal Radiology. 2007;**36**:803-811. DOI: 10.1007/s00256-007-0297-3.

[104] Notarnicola A, Moretti B. The biological effects of extracorporeal shock wave therapy (ESWT) on tendon tissue. Muscles, Ligaments and Tendons Journal. 2012;**2**(1):33-37.

[105] Vahdatpour B, Taheri P, Zade AZ, Moradian S. Efficacy of extracorporeal shock-wave therapy in frozen shoulder. International Journal of Preventive Medicine. 2014; **5**(7):875-881.

[106] Park C, Lee S, Yi CW, Lee K. The effects of extracorporeal shock wave therapy on frozen shoulder patients' pain and functions. Journal of Physical Therapy Science. 2015;**27**(12):3659-3661. DOI: 10.1589/jpts.27.3659.

[107] Evans CH, Kraus VB, Setton LA. Progress in intra-articular therapy. Nature Reviews. Rheumatology. 2014;**10**(1):11-22. DOI: 10.1038/nrrheum.2013.159.

[108] Gross C, Dhawan A, Harwood D. Glenohumeral joint injections. A review. Sports Health. 2013, Mar;**5**(2):153-159. DOI: 10.1177/1941738112459706.

[109] Wittich CM, Ficalora RD, Mason TG, Beckman TJ. Musculoskeletal injection. Mayo Clinic Proceedings. 2009;**84**(9):831-837.

[110] Song A, Higgins LD, Newman J, Jain NB. Glenohumeral corticosteroid injections in adhesive capsulitis: A systematic search and review. PM & R : The Journal of Injury, Function, and Rehabilitation. 2014;**6**(12):1143-1156.

[111] Kim YS, Park JY, Lee CS, Lee SJ. Does hyaluronate injection work in shoulder disease in early stage? A multicenter, randomized, single blind and open comparative clinical study. Journal of Shoulder and Elbow Surgery. 2012;**21**:722-727.

[112] Osti L, Berardocco M, di Giacomo V, Di Bernardo G, Oliva F, Berardi AC. Hyaluronic acid increases tendon derived cell viability and collagen type I expression in vitro: Comparative study of four different hyaluronic acid preparations by molecular weight. BMC Musculoskeletal Disorders. 2015;**16**:284.

[113] Mathieu P, Conrozier T, Vignon E, Rozand Y, Rinaudo M. Rheologic behavior of osteoarthritic synovial fluid after addition of hyaluronic acid: A pilot study. Clinical Orthopaedics and Related Research. 2009;**467**(11):3002-3009. DOI: 10.1007/s11999-009-0867-x.

[114] Speed CA. Fortnightly review: Corticosteroid injections in tendon lesions. BMJ. 2001;323 (7309):382-386.

[115] Saggini R, Di Stefano A, Capogrosso F, et al. Viscosupplementation with hyaluronic acid or polynucleotides: Results and hypothesis for condro-synchronization. Clinical Trials Journals. 2014;**4**:198. DOI: 10.4172/2167-0870.1000198.

[116] Mitsui Y, Gotoh M, Nakama K, et al. Hyaluronic acid inhibits mRNA expression of proinflammatory cytokines and cyclooxygenase-2/prostaglandin E2 production via CD44 in interleukin-1-stimulated subacromial synovial fibroblasts from patients with rotator cuff disease. Journal of Orthopaedic Research. 2008;**26**(7):1032-1037.

[117] Merolla G, Bianchi P, Porcellini G. Ultrasound-guided subacromial injections of sodium hyaluronate for the management of rotator cufftendinopathy: A prospective comparative study with rehabilitation therapy. Musculoskeletal Surgery. 2013;**1**:49-56.

[118] Setuain I, Gonzalez-Izal M, Paularena A, Luque JL, Andersen LL, Izquierdo M. A protocol for a new methodological model for work-related shoulder complex injuries: From diagnosis to rehabilitation. BMC Musculoskeletal Disorders. 2017;**18**:70.

[119] Michener LA, Walsworth MK, Burnet EN. Effectiveness of rehabilitation for patients with subacromial impingement syndrome: A systematic review. Journal of Hand Therapy. 2004;**17**:152-164.

[120] Ashton-Miller JA, Wojtys EM, Huston LJ, Fry-Welch D. Can proprioception really be improved by exercises? Knee Surgery, Sports Traumatology, Arthroscopy. 2001;**9**:128-136.

[121] Reinold MM, Escamilla RF, Wilk KE. Current concepts in the scientific and clinical rationale behind exercises for glenohumeral and scapulothoracic musculature. The Journal of Orthopaedic and Sports Physical Therapy. 2009;**39**:105-117.

[122] Myers JB, Oyama S. Sensorimotor training for shoulder injury: Literature review. Athletic Training and Sports Health Care. 2009;**1**:199-208.

[123] Righetti GA, Magagni M, Marcolini G, Pari M, Galassi R. Trattamento propriocettivo nei pazienti operati di lesione della cuffia dei rotatori. European Journal of Physical and Rehabilitation Medicine. 2008;**44**:1.

[124] Magagni GA, Righetti P, Mietti P, Marcolini M, Pari G, Galassi R. Nuovo sistema valutativo per la spalla. European Journal of Physical and Rehabilitation Medicine. 2008;**44**:1.

第三章
肩部疼痛的综合治疗：麻醉师的观点

José Miguel Esparza Miñana

译者：赵之栋　周陈恒　汪大伟　张　越　郑雪峰　张舜欣　刘东华　李星萱
审校：安佰京　顾东强

摘要

　　肩痛是临床常见的主诉。通常的治疗方式是应用非甾体类抗炎药（NSAIDs）、休息、康复治疗和局部注射。由于口服药物的治疗缺乏相关有效证据，使用不同的非手术治疗方案是必要的。脉冲射频产生暂时的非破坏性阻滞是最常见的肩痛处理机制。肩胛上神经的脉冲射频阻滞已被证明是一种有效的治疗肩部疼痛的方法，随着疼痛的减轻，患者可以康复。腋神经提供运动神经支配，主要是三角肌，分支到小圆肌为下关节、外侧关节和前关节提供敏感的神经支配包膜，并支配肱骨头和肱骨上端。它有皮肤分支，有助于三角肌皮肤的敏感性。肩胛上神经和腋神经的联合脉冲射频在文献中很少提及。脉冲射频技术对肩胛上神经和腋神经的关节治疗可提供一个完整的治疗方法以及对这种病理的持久缓解。

关键词：肩胛上神经，腋神经，射频，慢性疼痛

1　简介

　　肩痛是一种常见疾病，患病率为4%～26%。据估计，20%的普通人群一生中都会遭受肩痛的折磨，患病率可高达50%[1]。占肌肉骨骼疾病的16%，仅次于腰痛。

　　肩关节疼痛是骨关节疼痛咨询的第三大常见原因，仅次于腰痛和颈痛。70%～85%是由于肩袖损伤[2]。近年来肩关节疼痛的发病率不断增高，这也是导致在运动系统专业服务咨询越来越多的原因。虽然肩袖和肩峰下结构构成了肩关节疼痛病理的主要表现，但不要忘记其他不太常见但同样重要的疼痛部位[3]。

　　"肩痛综合征"是一种多发性、致残性疾病。其病因多样、诊断复杂，多见于女性人群，尤其是45～65岁[4]，但也可出现在其他年龄段[5]。患病率随着年龄、某些职业和某些体育活动的增加而增加。

　　虽然大多数慢性肩关节问题可以进行控制运动量、口服药物、物理治疗和可能的皮质类固醇注射等保守治疗，但也有需要手术干预的情况。患者持续不稳定或疼痛不缓解时应考虑手术治疗，诊断不明时也应考虑外科或专科治疗[6]。

许多患者肩部手术后疼痛严重。多年来，斜角肌间臂丛阻滞一直是控制这种疼痛的金标准。然而，这是近端臂丛的阻滞，因此与广泛的神经阻滞相关，可导致明显的副作用和可能的并发症。

2 肩部解剖学和生物力学

肩部或肩带是人体活动性较大的解剖结构，也是最复杂的结构。肩关节、韧带和肌肉等多种结构参与了肩关节的稳定，使得肩关节能够形成最大程度的活动弧度。

肩关节复合体是一个关节，它在空间的3个轴和面中具有足够的活动能力，这是由于肩胛骨、肩锁和胸锁3个关节在肩胛骨和肩峰下三角肌两个滑动面中同时和同步起作用。这些关节以不同的方式干预肩部运动：在前90°外展时，肩关节参与；在30°~135°之间，肩胛肌加入；从90°开始，肩锁和胸锁开始活动。

盂肱关节由肱骨头和关节盂组成，有一个大的松弛囊，并衬有滑膜，其中两个用于稳定和固定的肌肉-肌腱系统连接在一起。肱骨关节面呈椭圆形，而关节盂提供了一个几乎平坦的关节表面。这种活动的后果是该关节有极大的不稳定性，关节更容易发生脱位。

为了补偿这种不稳定性，有静态和动态稳定结构。关节囊及前后的盂唇是静态稳定结构。盂唇是围绕肩胛盂边缘的一个结构，与肱骨头有较大的一致性。在动态稳定结构中，最重要的是所谓的肩袖的组成部分。

所谓的肩袖：前方是肩胛下肌、肱二头肌长头腱上方是冈上肌，后方是冈下肌和小圆肌。每一块肌肉有自己的旋转功能（**表3.1**），它的关节作用是将肱骨头与肩胛盂连接在一起并通过三角肌的作用使肢体抬高[7]。

表3.1 肌腱及其功能

	肌腱	功能
上方	冈上肌	外展
后方	冈下肌和小圆肌	外旋
前方	肩胛下肌	内旋
	肱二头肌长头腱	屈肘旋后

3 关节的神经支配

肩关节的感觉神经支配很复杂，包括腋神经、肩胛上神经、肩胛下神经、肌皮神经和胸外侧神经。其中，腋神经和肩胛上神经被认为是最重要的。神经之间的变化和信号传递是常见的。

全面了解臂丛是很重要的（**图3.1**），因为在考虑局部技术之前，有必要了解肩部的神经支配。臂丛由颈5～8神经（C5～C8）前支和胸1神经（T1）前支的大部分纤维组成。这些脊神经连接在一起形成主干：上干（C5～C6）、中干（C7）和下干（C8～T1）。就在锁骨下面，将形成六支干，每个干又分为前支和后支。它们被称为次级主干或索，下降到腋窝。然后根据它们与腋动脉的关系来命名：前外束（由上干和中干结合形成）、前内束（由下干的前支形成）、后束（由主干的后支形成）。最后，每条副干都发出不同的末梢神经：后束发出腋神经和桡神经，内束发出尺神经，外束发出肌皮神经。

除肩关节上部由来自颈浅丛下部的锁骨上神经（C3～C4）支配外，肩关节的内部及皮神经均由腋神经支配。关节神经及其周围的结构主要控制腋神经或旋臂神经和肩胛上神经。其他活动可以由肌皮神经和肩胛下神经支配。

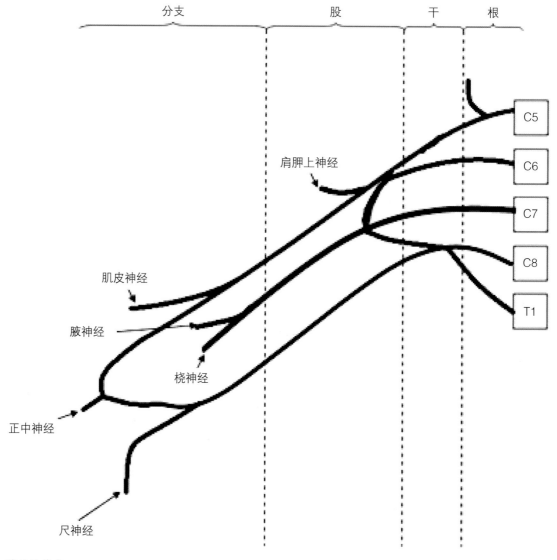

图3.1　臂丛的分支

肩胛上神经是一种混合的运动和感觉神经，由C5和C6的上主干直接结合而成，偶尔也有C4的参与。它位于斜方肌和肩胛舌骨肌下方，并进入冈上窝。肩胛横韧带闭合神经窝。在肩胛上窝，神经的运动分支支配冈上肌和冈下肌，还有一些支配小圆肌。它为肩关节后方关节囊、肩锁关节和喙肱韧带提供感觉分支。在15%的患者中，肩胛上神经接收来自上臂（三角肌）的皮肤感觉纤维[8]。

腋神经或肌皮神经是后次级干（C5～C6）的一个分支。它形成于肩胛下肌的外侧缘，指向肱骨颈的后部。它位于肩关节关节囊下2～3mm处。腋神经与旋肱后动脉一起穿过四边孔，是一个由上方小圆肌、下方大圆肌、内侧二头肌长头和外侧肱骨近端所划分的小间隙。运动神经主要支配三角肌、小圆肌，感觉神经支配关节囊的下方外侧和前部，支配肱骨头和肱骨颈。它有一个皮肤分支，支配三角肌皮肤。

4　术中镇痛技术

局部区域麻醉具有多重优势：

（1）可以更好地控制疼痛，减少术中及术后对阿片类药物的需求。
（2）减少恶心和呕吐的发生率，从而提高患者的满意度和减少平均住院时间。
（3）为患者的正确体位提供了充分的肌肉放松。
（4）减少术中出血，促进血流动力学稳定。

术中镇痛技术是肌间沟水平的臂丛阻滞[9]。人们（其中，Winnie、Pippa和Meier是最著名的）描述了多种方法。直到几年前，使用神经刺激器来完成阻滞才是金标准技术。建议获得肱三头肌（C5～C6）的良好反应，而不是肱二头肌（C4～C5）的反应，以确保更好的麻醉分配。

随着超声技术的发展及其在麻醉学服务中的逐步引入，在镇痛或麻醉阻滞中使用神经刺激来定位神经已经过时了。目前，实现非超声引导的阻滞是不可能的。

这项技术的使用带来了许多好处。其中最重要的是能够通过直接视觉确认局部麻醉剂在神经周围的分布。超声的使用也提高了安全性，因为我们可以随时观察针的轨迹及其与邻近结构（血管、胸膜和实体器官）的关系。另一个显著的优点是，局部麻醉剂的体积相当小。正确地将麻醉剂延伸至神经周围可以缩短阻滞的潜伏期，延长作用的持续时间。

肌间沟水平的臂丛神经阻滞已经得到了很好的描述和广泛的应用（**图3.2**）。肩胛上神经阻滞对呼吸功能没有影响，这使得它对于某些人群是一种很好的选择。到目前为止，还没有广泛的试验比较这两种方法的有效性和安全性，这可能导致一些人不愿意采用肩胛上神经阻滞作为肩部手术的局部麻醉选择[10]。

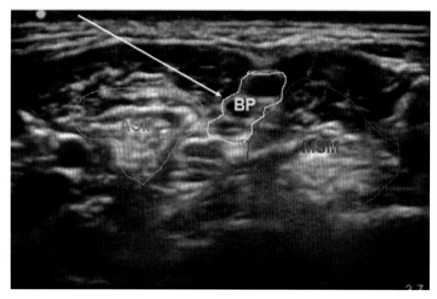

图3.2   斜角肌间水平臂丛神经阻滞的超声影像。ASM，前斜角肌；MSM，中斜角肌；BP，臂丛

最近在这方面出现了一些很好的研究。Dhir等[11]对60例患者进行了一项研究，他们分析了肩胛上神经和腋神经的联合阻断，并将其与肌间沟臂丛神经阻滞进行了比较。他们观察到关节镜肩关节手术中，与肌间沟阻滞相比，联合阻滞提供的镇痛效果不同。他们得出结论，联合阻滞在休息时可提供更好的疼痛缓解质量，并且在24h内有更少的不良反应，而肌间沟阻滞可提供更好的停药后手术镇痛。因此，对于关节镜肩关节手术，联合阻滞可能是一种临床可接受的镇痛选择，与肌间沟阻滞相比，其镇痛效果不同。

然而，Wiegel等[12]在最近的一项研究中，对329例患者比较肩胛上神经和腋神经联合阻滞与肌间沟阻滞作为关节镜肩关节手术的镇痛技术，得出结论：对于在全身麻醉下接受关节镜手术的门诊患者，联合阻滞似乎比肌间沟阻滞更可取。它提供了良好的术后镇痛，而不会使患者暴露于活动能力的改变和肌间沟阻滞的风险。

5   术后镇痛技术

在术后初期，患者在最初几小时内表现出非常剧烈的疼痛。有必要应用镇痛指南对其进行控制，如非甾体类抗炎药与静脉注射阿片类药物的联合使用。

在肩部手术中，使用导管持续灌注局麻药，同时可以口服给药，减少了局部麻醉剂的总剂量和副作用的风险，提高了患者的总体满意度。肌间沟阻滞主要适用于那些在术后6h内剧烈疼痛的患者以及那些需要早期积极康复锻炼的患者。根据手术类型和患者的特点，置管的使用时间为3～5天。

6　治疗慢性疼痛的镇痛技术

"肩痛"包括在肩的解剖区域内疼痛的所有过程。"肩痛综合征"是一种常见的致残性疾病，病因多样，诊断复杂。引起肩部疼痛的原因有很多（**表3.2**）。我们应该询问是否患有肩部疾病，或者是否有来自其他部位的疼痛。

表3.2　肩部疼痛的病因

关节周围
　　肩袖肌腱炎
　　肩袖断裂
　　肱二头肌腱炎
　　肱二头肌长头腱断裂

关节
　　冻结肩（粘连性关节囊炎）
　　类风湿性关节炎
　　痛风性关节炎
　　脱位、半脱位

外在原因
　　血管或体细胞源性
　　　　腹部肿瘤，气胸
　　　　主动脉夹层，缺血性心脏病
　　　　动脉粥样硬化，血管炎，动脉瘤
　　神经的起源
　　　　脊髓损伤，周围神经卡压
　　　　纤维肌痛症
　　　　复杂局部疼痛综合征

肩部疾病最常见的症状是疼痛。患者的年龄、性质和疼痛演进往往可以用来明确诊断。重要的是，应观察其发病、周期性、部位、特征、放射、伴随症状以及加重或减轻的因素。一方面，从肩颈区放射出的神经根性疼痛几乎总是撕裂性的；另一方面，肌腱炎的疼痛是弥漫性的、钝痛，持续的。

肩峰下综合征（SAS），无论是否与肩袖撕裂有关，都是引起肩痛的常见原因，尤其是体力劳动者和涉及投掷的运动员。这种病理最常见的临床表现是外展90°～120°的疼痛弧。然而，SAS也可以表现为囊状模式，表现为肩关节僵硬或假性麻痹模式，其中主要表现为肩抬高无力。这种模式表明伴有肩部运动模式的改变巨大肩袖撕裂。最后，可能出现几种表现形式相互关联的混合模式[13]。

肩部疼痛的治疗方法有很多种，包括保守治疗、休息、热疗、理疗运动等物理治疗，非甾体类抗炎药（NSAIDs）或镇痛药的药物治疗，以及关节阻滞。射频技术被提议作为一种治疗的替代方案，在难治性病例的治疗中有描述。

　　我们有几种治疗方法。保守治疗是不同非药物替代治疗方案中的第一步。调整日常活动是减轻肩痛的简单治疗方法。避免或减少疼痛活动的具体建议是治疗肩袖病变、肩关节关节炎和粘连性关节囊炎的基础。避免过顶运动可以避免60°～120°的疼痛弧[6]。有一些治疗方式可以直接缓解疼痛，如冷热治疗、超声治疗、离子导入，以及旨在改善肩部整体功能的拉伸和强化锻炼[14]。

　　在一项系统综述中，Camarinos等得出结论，非药物干预的益处是基于改善活动能力，尽管在功能和生活质量方面的改善是值得怀疑的。幸运的是，我们也有广泛的药理学基础，尽管很少有药物被专门批准用于治疗慢性肩痛。其中大多数药物仅适用于滑囊炎[15]。NSAIDs可能对50%～67%的患者有效，但仅在短时间内进行了评估，目前还没有随机研究比较NSAIDs与其他镇痛药或更保守方法的有效性。

　　由于缺乏口服药物证据，有必要采用不同的非手术治疗方案[16]。在有创技术中，关节内注射是一种相对简单的技术，可以提供足够的疼痛控制。在短期内，关节内注射皮质类固醇比口服NSAIDs更能缓解疼痛。

　　最近Cochrane[15]的一篇综述比较了关节内注射与其他非物理治疗干预措施，并包括在多个时间点评估的多结局研究，结果表明关节内皮质类固醇注射比联合物理治疗方法（活动、运动和电疗）在第3、第7和第13周的改善效果明显更好，但在之后则没有差异。当与评估短期疼痛的第二项研究相结合时，这种益处得到了维持，但并没有显示出两组之间的显著差异。

　　几项研究评估了透明质酸在治疗肩痛中的应用。Abellán等[13]的研究比较了透明质酸与作为金标准的糖皮质激素保守治疗顽固性肩痛的疗效。结果表明，透明质酸在肩峰下注射可以减轻疼痛，改善关节功能，其作用与皮质类固醇相同。皮质类固醇对患者的改善更快，而透明质酸的改善是渐进性的，在6个月时呈现相同的结果。

　　对于保守治疗后4～8周恢复不佳和严重疼痛限制康复治疗的患者，可考虑阻滞治疗。以下是最常见的阻滞技术：

6.1　关节内的阻滞

　　在皮质类固醇、局部麻醉剂、NSAIDs或联合使用的情况下，建议不超过3次注射。

（1）肩锁关节注射：患者坐位，上肢靠在大腿上，医生站在患者前外侧，以便于操作。为了识别这个关节，在锁骨内外侧方向触诊外侧骨骺是有用的，以定位一个通常在压力下会有疼痛的小凹陷。注射可通过上方入路或前方入路进行。

（2）盂肱关节注射：可经后路或前方入路，后者的解剖关系更为重要。患者坐位，上肢靠在大腿上，我们将站在患者肩部外侧，并根据入路置于肩部前方或后方。后入路是最安全的、并发症最少的入路。

（3）肩峰下间隙注射：这是一种高效经济的技术，具有双重作用，一方面是对肩袖和肩峰下综合征病理诊断的临床证实，另一方面是对这两个过程的对症治疗。肩峰下空间有几种入路，但临床上最推荐和使用的是以下两种（**图3.3**）：

a. *外侧入路：* 穿刺点位于肩峰与肱骨头之间的间隙，位于肩部外侧。患者肩关节处于中立位，肘部屈曲90°，手放在同侧大腿上。

b. *后侧入路：* 穿刺点位于肩峰下方，肩后侧。当患者处于相同的前位时，我们在它后面定位肩峰的后外侧边缘，标记它下面的注射点。

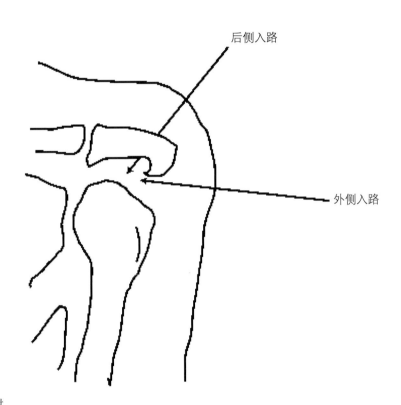

图3.3　肩峰下间隙注射

6.2　肩胛上神经阻滞

使用局部麻醉剂和皮质类固醇注射阻滞肩胛上神经来治疗退行性疾病和炎症性疾病继发的慢性肩部疼痛是有效的。它也允许肩关节假体重建后早期的康复与足够的活动范围。超声的发展和超声在疼痛单元的可用性使得使用这项技术快速、简单、几乎没有并发症地进行阻滞成为可能。

为了进行超声引导阻滞，我们将患者置于坐位或侧卧位。我们将使用线性高频探头（6～13MHz）。我们在肩胛骨内侧缘的矢状方向进行了初步扫描，以确定胸廓。之后，我们以这个方向横向扫描，移动探头以观察肩胛骨及脊柱。如果我们把它向头部移动，我们会发现肩胛上窝。如果我们向外侧移动探头，保持横向方向，以识别冈上肌和肩胛上窝，我们会发现在肩胛骨切迹的肩胛横韧带下方有一个圆形的高回声图像（**图3.4**）。

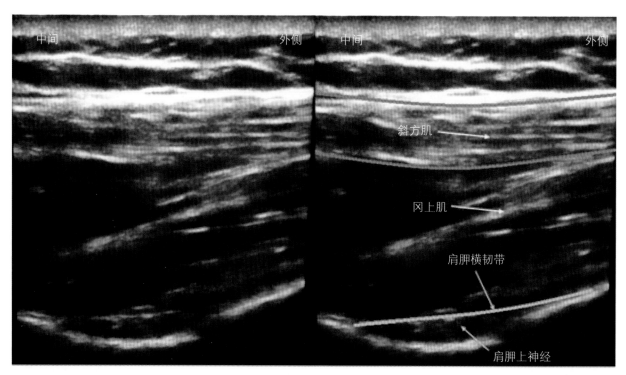

图3.4 超声观察肩胛上神经

6.3 腋神经阻滞

正如我们在本章开始时所讨论的，这条神经主要支配三角肌和小圆肌的运动，支配关节囊下部、外侧和前部的感觉，支配肱骨头和肱骨上颈部。它有一个皮肤分支，支配三角肌皮肤的感觉。为了实现肩关节包括前区更完整的镇痛控制，我们可以对肩胛上神经和腋神经进行联合阻滞治疗。因此，腋神经阻滞是肩胛上神经阻滞的补充，以提高镇痛质量。

为了进行超声引导阻滞，我们将患者置于坐位或侧卧位，患侧肩关节在上方。我们将使用线性高频探头（6~13MHz）。我们在上臂后缘的三角肌水平处进行了初步扫描，确定了肱骨头和三角肌。腋神经之间呈圆形高回声图像（**图3.5**）。

6.4 射频技术

射频技术最早是在20世纪50年代初次使用的。Cosman BJ和Cosman ER[17-18]描述了使用高频电流（在射频范围内）来造成组织损伤。几年后，Sweet和Wepsic[19]在该领域取得了第二次突破，他们开发了第一个温控射频系统来产生损伤，用于治疗三叉神经痛。

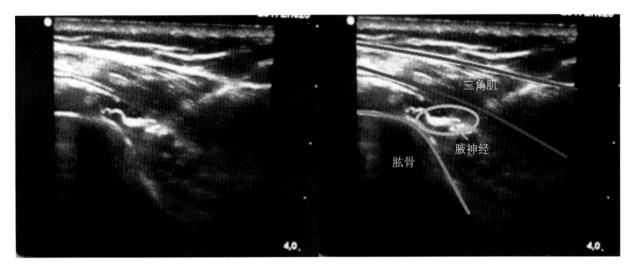

图3.5　超声观察腋神经

目前，利用射频电流是慢性疼痛治疗领域中广泛应用的临床技术。在大多数情况下，这是一种微创的经皮进入技术，包括通过施源器在组织周围施加射频电场（约500kHz），在治疗的靶组织中产生修饰，从而改变疼痛刺激的传输。

脉冲射频（PRF）最初由Sluijter等使用[20]。迄今为止，它已被用于治疗周围神经和背根神经节。它通常用于治疗腰痛、颈痛和神经病变，效果很好。与传统射频（RF）相比，PRF的一个优点是它很少产生不适，并且在进行技术时，患者的疼痛很轻或没有疼痛。

应用肩胛上神经脉冲射频治疗肩关节疼痛已被证明是一种有效的方法，可减轻疼痛，使患者康复[21]。另一方面，它可以防止局部麻醉剂和皮质类固醇的重复注射，这并非没有不良影响[8,22]。为了实现肩关节包括前区更完整的镇痛控制，我们可以对肩胛上神经和腋神经行联合治疗。

在一项观察性研究中，纳入16例肩关节疼痛伴主动活动受限的患者（13例类风湿关节炎和3例骨关节炎），对他们的肩胛上神经和旋肌关节分支进行联合阻滞。在13周的随访期间，疼痛强度平均减少69%，活动范围（外展、内收和屈曲）从36%增加到67%[23]。

关于肩胛上神经与腋神经的联合脉冲射频的研究很少，文献很少。由于肩关节主要由这两条神经支配，因此应用脉冲射频技术治疗肩胛上神经和腋神经可以完全持久地缓解这种病变。无论如何，需要更多精心设计的研究来确定联合技术在治疗肩部疼痛中的作用。

作者信息

José Miguel Esparza Miñana

Address all correspondence to: miespmi@gmail.com

Escuela de Doctorado, Universidad Católica de Valencia San Vicente Mártir, Hospital de Manises, Valencia, Spain

参考文献

[1] Esparza Miñana JM, Londoño Parra M, Villanueva Pérez VL, De Andrés Ibáñez J. Nuevas alternativas en el tratamiento del síndrome de hombro Doloroso. Semergen. 2012;**38**(1):40-43.

[2] Dias D, Matos M, Daltro C, Guimarães A. Clinical and functional profile of patients with the painful shoulder syndrome (PSS). Ortopedia Traumatologia Rehabilitacja. 2008;**10**:547-553.

[3] Benítez Pareja D, Trinidad Martín-Arroyo JM, Benítez Pareja P, Torres Morera LM. Estudio e intervencionismo ecoguiado de la articulación del hombro. Revista de la Sociedad Española del Dolor. 2012;**19**(5):264-272.

[4] Camarinos J, Marinko L. Effectiveness of manual physical therapy for painful shoulder conditions: A systematic review. Journal of Manual and Manipulative Therapy. 2009;**17**:206-215.

[5] Van der Windt DA, Koes BW, De Jong BA, Bouter LM. Shoulder disorders in general practice: Incidence, patient characteristics, and management. Annals of Rheumatic Diseases. 1995;**5**(4):959-964.

[6] Burbank KM, Stevenson JH, Czarnecki GR, Forfman J. Chronic shoulder pain: Part II. Treatment. American Family Physician. 2008;**77**:493-497.

[7] Basora M, Colomina MJ. Anestesia en Cirugía Ortopédica y en Traumatología. Capítulo: Hombro. Médica Panamericana; 2011. pp. 141-149.

[8] Van Zundert J, de Louw A, Joosten E, Kesseles AG, Honig W, Federen PJ, et al. Pulsed and continuous radiofrequency current adjacent to the cervical dorsal root ganglion of the rat induces late cellular activity in the dorsal horn. Anaesthesiology. 2005;**102**:125-131.

[9] Singelyn FJ, Lhotel L, Fabre B. Pain relief after arthroscopy shoulder surgery: A comparison of intraarticular analgesia, suprascapular nerve block and interscalene brachial plexus bloc. Anesthesia and Analgesia. 2004;**99**:589-592.

[10] Heron M, Dattani R, Smith R. Interscalene vs suprascapular nerve block for shoulder surgery. British Journal of Hospital Medicine. August 2016;**77**(8):494.

[11] Dhir S, Sondekoppam RV, Sharma R, Ganapathy S, Athwal GS. A comparison of combined suprascapular and axillary nerve blocks to interscalene nerve block for analgesia in arthroscopic shoulder surgery: An equivalence study. Regional Anesthesia and Pain Medicine. 2016 Sep–Oct;**41**(5):564-571. DOI: 10.1097/AAP.0000000000000436.

[12] Wiegel M, Moriggl B, Schwarzkopf P, Petroff D, Reske AW. Anterior suprascapular nerve block versus interscalene brachial plexus block for shoulder surgery in the outpatient setting: A randomized controlled patient- and assessor-blinded trial. Regional Anesthesia and Pain Medicine. 2016 Sep–Oct;**41**(5):564-571. DOI: 10.1097/AAP.0000000000000436.

[13] Abellán JF, Gimenez D, Melendreras E, Ruiz Merino G, Moreno MA. Treatment of persistent shoulder pain with subacromial sodium hyaluronate injection. Archivos de Medicina del Deporte. 2010;**XXVII**(140):449-456.

[14] Vaquer L, Blasco L, Gozálvez E, Bayona MJ, Villanueva V, Asensio J, et al. Iontoforesis en el abordaje del paciente con dolor crónico. Revista de la Sociedad Española del Dolor. 2009;**16**:2758.

[15] Green S, Buchbinder R, Hetrick S. Intervenciones fisioterapéuticas para el dolor del hombro. The Cochrane Library. 2008;Tomo **1**(2):65-75.

[16] Andrews JR. Diagnosis and treatment of chronic painful shoulder: Review of nonsurgical interventions. Arthroscopy: Journal of Arthroscopic and Related Surgery. 2005;**21**:333-347.

[17] Cosman BJ, Cosman EC. Guide to Radiofrequency Lesion Generation in Neurosurgery. Radionics Procedure Technique Series Monographs. Burlington, MA: Radionics; 1974.

[18] Cosman ER, Cosman BJ. Methods of making nervous system lesions. In: Wilkins RH, Ren-gachary SS, editors. Neurosurgery. Vol. 1. New York: McGraw-Hill; 1984. pp. 2490-2498.

[19] Sweet WH, Wepsic JG. Controlled thermocoagulation of trigeminal ganglion and rootlets for differential destruction of pain fibers: I. Trigeminal neuralgia. Journal of Neurosurgery. 1974;**39**:143-156.

[20] Sluijter ME, Cosman ER, Rittman WJ, Kleef M. The effects of pulsed radiofrequency fields applied to the dorsal root ganglion—A preliminary report. Pain Clinic. 1998;**11**(2):109-118.

[21] Po-Chou, Kang L, Cheng-Loong. Pulsed radiofrequency lesioning of the suprascapular nerve for chronic shoulder pain: A preliminary report. Pain Medicine. 2009:**10**(1):70-75.

[22] Haguichi Y, Nashold BS, Sluijter M, Cosman E, Pearlstein RD. Exposure of the dorsal root ganglion in rats to pulsed radiofrequency currents activates dorsal horn lamina I and II neurons. Neurosurgery. 2002;**50**:850-855.

[23] Lewis RN. The use of combined suprascapular and circumflex (articular branches) nerve blocks in the management of chronic arthritis of the shoulder joint. European Journal of Anaesthesiology. 1999;**16**:37-41.

第四章
反式全肩关节置换术前的选择

Roger Hackney, Piotr Lesniewski, Paul Cowling

译者：孙　永　古浩然　汪　牛　肖　群　安文博　钟国庆　黄崇铨　傅光涛

审校：李　威　贾治伟

摘要

　　巨大肩袖撕裂是肩关节外科较难处理的问题之一。此类患者可以表现出轻微的不适，直到连枷肩。可供选择的方法多种，许多已发表的结果在临床上不同。这些方法包括从康复、简单的关节镜手术到修复、复杂的肌腱转位，直到最终的反式全肩关节置换术。近期的热点是补片加强和球囊关节成形术。本章将对现有证据进行评估。

关键词： 巨大肩袖撕裂，治疗选择，修复，补片，加强，桥接

1　简介

　　近年来，肩袖撕裂得到了越来越多的关注，主要原因是人口老龄化。肩袖疾病是当今肩关节外科医生在临床实践中必须面对的主要问题之一。大或巨大肩袖撕裂时，由于三角肌的作用使盂肱关节旋转中心抬高，导致肱骨头的功能性上移，使患者出现严重的功能障碍。典型的假性麻痹或连枷肩伴疼痛可能与肩关节退行性改变有关，但患者通常仅表现为轻微的关节炎改变。治疗肩袖疾病最终的方法是反式全肩关节置换术，适用于疼痛和较小程度的功能丧失。它能显著改善无法修复伴有假性麻痹的肩袖撕裂患者的疼痛和功能，部分有手术病史（如肩袖修复）的患者也能获得满意的结果[1]。目前的文献资料显示，肩关节假体10年生存率约为91%[2]。因为这些有利的结果，反式全肩关节置换术越来越普遍，根据英国国家关节登记处的数据，在2015年进行的反式全肩关节置换术超过45%[3]。对于70岁及以上的无法修复的肩袖撕裂患者，它已经取代了其他手术方式。但是，反式全肩关节置换术的长期结果还没有达到髋关节和膝关节置换的预期水平。因此，一些作者不建议在70岁之前进行置换[1,3]。那么，对于有症状的大或巨大肩袖撕裂但无明显关节炎症状的患者，特别是不适合行反式全肩关节置换术的年轻患者，有什么选择呢？

　　在本章中，我们将介绍有关巨大和不可修复的肩袖撕裂以及相关疾病的最新概念，展示这些疾病的诊断和治疗的最新观点，也分享由笔者开发并在日常实践中使用的技术。

2 巨大并不可修复肩袖撕裂

巨大肩袖撕裂（MRCT）约占所有肩袖撕裂的20%[4-5]。如果包括复发性撕裂，MRCT占比会更高，可达80%[4-5]。Cofield定义巨大肩袖撕裂为其撕裂口前后达到或超过5cm[6]。Davidson和Burkhart试图将巨大肩袖撕裂定义为冠状长度和矢状宽度都至少为2cm长的撕裂[7]。Gerber等认为，至少两根肌腱完全撕裂为巨大肩袖撕裂[8]。Lädermann等认为，巨大肩袖撕裂至少要有两根肌腱中的一根受累，且应回缩至肱骨头顶点水平以内[9]。诊断为巨大肩袖撕裂后，可以进一步以急慢性或撕裂部位分类。

如果按急慢性程度细分，撕裂可分为急性、亚急性和慢性[10]。急性MRCT非常罕见，通常发生在急性创伤后，年轻人中更常见[11,10]。患有急性创伤性巨大肩袖撕裂的患者通常会出现肩关节完全假性瘫痪[11]。拍摄X线片可排除骨折和/或脱位，也可发现因撕裂肩袖嵌入导致的关节间隙变宽。行MRI检查可评估肩袖质量，如存在巨大肩袖撕裂而没有慢性肌腱受累的影像学征象（如脂肪浸润），应尽早进行修复[11]。

除了上述的情况外，大多数急性巨大肩袖撕裂实际上是亚急性撕裂，其中急性恶化的肩部疼痛是由于潜在的长期肩袖病理退变。这些撕裂通常表现出肩袖退变的迹象，X线片上显示大结节和肩峰的骨质改变[11]。

最后，慢性巨大肩袖撕裂是最常见的，并且几乎只在老年患者中出现。它们与退行性肌腱改变有关，如肌腱挛缩、肌腱弹性丧失、肌肉脂肪浸润、肱骨头向上半脱位，最终导致骨关节炎[11]。

如果按解剖撕裂部位分类，MRTC通常分为两种：后上撕裂和前上撕裂[12]。后上撕裂中大多数撕裂累及冈上肌和冈下肌，伴或不伴小圆肌腱撕裂。前上撕裂通常累及冈上肌和肩胛下肌的肌腱完全撕裂[12]。Collin等将撕裂部位更加精确和详细分类，将肩袖分为5个部分：肩胛下肌下部、肩胛下肌上部、冈上肌、冈下肌和小圆肌[13]。根据撕裂中涉及的部分，可分为5种撕裂类型：A型为冈上肌腱撕裂和上肩胛下肌腱撕裂；B型为冈上肌腱和整个肩胛下肌腱撕裂；C型为冈上肌腱撕裂、肩胛下肌上部撕裂和冈下肌腱撕裂；D型为冈上肌腱和冈下肌腱撕裂；E型为冈上肌腱撕裂、冈下肌腱撕裂和小圆肌腱撕裂[13]。这种分类将所有的肩袖撕裂分类为不同部位组，其目的主要是将撕裂部位与特定的功能丧失联系起来。因此，A型撕裂通常会导致压腹试验和熊抱试验阳性，且合并上肩袖功能不全，例如空杯试验（Jobe试验）。B型和C型在不同程度上也是如此。D型可表现为外旋无力。延伸到小圆肌（E型）的MRCT可能有外旋Lag征，通常表现为Hornblower征（前臂在外展90°时无法维持外旋）[13]。

幸运的是，不可修复肩袖撕裂（IRCT）只是巨大肩袖撕裂的一部分，后者也是可以修复的。IRCT的确切发病率尚不清楚，一些研究估计为6.5%~22.4%[10]。一般在手术时不能闭合的撕裂缺损，或结构失效，才会被认为是不可修复的[11]。根据Gerber的观点，难以修复的临床表现包括：

- 肱骨头向前上半脱位，位于肩峰前皮下，伴有前屈上举假性麻痹。
- 抗阻外展时肱骨头动态前上半脱位。
- Lag征和Hornblower征阳性（两者分别与冈下肌和小圆肌的大量脂肪浸润有关）[14-15]。

与不可修复肩袖撕裂相关的最常见的影像学发现是肩袖肌肉的脂肪浸润，CT或MRI显示其等于或超过肌肉体积的50%（根据Goutallier分期属于3期和4期脂肪浸润）[16]。即使肩袖撕裂完全修复，脂肪变性仍是不可逆的，并会导致肩袖肌肉组织功能降低[8,17]。一些作者报道，一旦脂肪浸润较明显（Goutallier分期3期和4期），有高达92%的病例的MRCT可能无法愈合。另一个关键的有助于预测撕裂不可修复影像发现是肩关节锁定性向上半脱位，肩肱关节间隔为7mm或更小。此外，CT扫描或MRI观察到的锁定性前半脱位似乎也表明撕裂不可修复[1]。

3 临床症状和体征

肩袖撕裂的发生率随着年龄的增长而增加，因巨大肩袖撕裂而就诊的人群通常是60岁以上的老年人[10,18]。他们中的一些人可能会主诉有外伤后出现肩关节功能障碍，之前有或没有症状；但是大多数人会否认任何明显的创伤，且之前有不同程度的疼痛[10]。重要的是，要确定患者主诉的疼痛是由巨大肩袖撕裂引起而不是其他原因引起。

如果伴有僵硬，特别是被动肩关节外旋和外展受限，则很可能是由于粘连性关节囊炎而不是MRCT所致。

肩锁关节疼痛不同于通常的肩袖引起的疼痛[19]，是第二常见的肩关节疼痛原因，偶尔也会被认为是由肩袖撕裂引起的[1]。

功能障碍是另一个主诉，因为MRCT总是伴随着一定程度的肩部无力，特别是当肢体远离患者身体时。前上撕裂通常导致上举时的疼痛无力，后上撕裂和全部撕裂导致上举和外旋无力[20]，通常从几乎没有任何明显的无力到所谓的上举和/或外旋假性麻痹[1]。前屈上举假性麻痹是指在肩关节被动活动范围不受限制且没有任何神经损伤的情况下，无法将手臂抬高至90°[21]。外旋假性麻痹是指在无神经损伤、无限制被动外旋的情况下，完全丧失主动外旋能力[1]。Collin等证明，整个肩胛下肌和冈上肌或3个肩袖肌功能障碍是假性麻痹的危险因素[13]。有研究表明，90%的患者术前假性麻痹经初次关节镜修复治疗可治愈，但在翻修手术中，这一比例降至43%[22]。

对怀疑有巨大或不可修复肩袖撕裂的患者进行检查时，应暴露患者的躯干，以便在两肩之间进行适当的比较。应该特别注意冈上肌或冈下窝的任何萎缩，与慢性撕裂有关。如果喙肩弓功能不全，可能因肱骨头的前上半脱位导致其轮廓而更加突出。三角肌萎缩多见于既往曾行开放手术的患者。肱二头肌长头腱可能会受到肩袖撕裂的影响而断裂，出现"大力水手"畸形（肘关节近端可见凸起）。

主动和被动的活动度要进行评估并与对侧比较。肩部主动活动度通常减少，被动活动受限可能是由于慢性撕裂相关的瘢痕组织形成，但通常是比较轻微且疼痛不严重，要将其与疼痛更明显的粘连性关节囊炎区分开。

在前上肩袖撕裂的患者中，肩胛下肌无力更明显，熊抱试验很可能是阳性的。测试肩胛下肌上部的压腹试验比主要反映下肩胛下肌功能的Lift-off试验更容易阳性[10,23]。被动肩部外旋增加也可能出现[10]。

两个特殊的测试动作可以确定后上肩袖受累的程度。外旋Lag试验：肘部在身体侧面，如果患者不能保持肩关节最大外旋，则认为是冈下肌腱撕裂试验阳性。Hornblower试验可以用来检验小圆肌的肌力[10]。肘关节置于支撑物上，肩关节外展至90°，测试患者是否可以保持肩关节最大外旋，这个试验测试小圆肌撕裂非常敏感[15]。此类患者一般合并有冈上肌腱撕裂，所以这两组患者都应该表现出冈上肌力量减弱（空杯试验阳性）。

4 辅助检查

X线片很重要，需要优先进行X线检查。它可以显示盂肱关节、肩峰形态和肱骨头位置的信息。标准的位置包括前后位（正位）、腋位和出口位或肩胛骨Y位。Grashey正位（肩胛骨正位）片有助于显示盂肱关节的状态，而出口位片和肩胛骨Y位片可用于检查肩峰状态[10]。正位片可显示肱骨头向上移位和骨关节炎的情况。肱骨头与肩峰下表面的间隔缩小提示巨大且不可修复的肩袖撕裂。肩肱骨间隙（AHI）的距离，正常人通常为7～14mm[24]，如果<7mm，肩袖修复成功的可能性会大大降低[25]。Hamada等研究证实了肩袖撕裂进展与AHI降低之间的相关性[26]。他提出一种巨大肩袖撕裂及关节炎的放射学分类，将巨大肩袖撕裂分为5级：1级，AHI维持在正常范围；2级，AHI稍微缩小；3级为除2级表现外，同时出现肩峰下表面凹陷畸形；4级为除3级表现外，合并有盂肱关节间隙狭窄；5级，出现肱骨头塌陷[26]。Walch等研究发现了一组肩袖巨大撕裂，表现为肩关节狭窄，但没有肩峰的退变。因此，他们将Hamada 4级分为两个亚型：4A级，肩关节骨关节炎，无肩峰下关节炎；4B级，肩关节骨关节炎合并肩峰下关节炎。通过这些亚型，可以对几乎所有患者进行更具体的分类[26]。

Goutallier最初描述了使用CT扫描评估脂肪浸润的方法，对于需要更准确地确定任何骨骼变化和肌肉萎缩及脂肪浸润状态的患者仍然可以使用。Goutallier等通过CT轴位上显示的肩袖肌肉的整个肌腹脂肪浸润量对肌肉质量进行了分类[16]。他们将肌肉脂肪浸润分为5个期：0期，为无脂肪浸润的正常肌肉；1期，为CT上肌肉内可见脂肪条纹；2期，为肌肉内可见低于50%的脂肪浸润；3期，脂肪浸润达到50%；4期，为超过50%的肌肉脂肪浸润[16]。根据不同作者的观点，超过Goutallier 2期的肌肉脂肪浸润代表了其是无功能的肌肉，肌腱修复的成功率很低[11,16]。

　　评估肩袖最常用的检查是磁共振成像（MRI）。它可以准确地显示肩袖肌腱撕裂[27]。MRI在评估肩袖撕裂的大小、肌肉萎缩和脂肪浸润时更准确，但肩膀疼痛的患者可能很难保持在扫描期间45min不动。随着磁共振成像技术的日益普及，Goutallier分类也适用于MRI。有作者发现与CT一样，脂肪浸润程度（术前MRI显示大于Goutallier 2期）是肩袖修复失败的重要预测因素[10]。

　　值得一提的是，与CT相比，MRI的Goutallier分类使用了不同的扫描截面。它不再是轴位，而是矢状位的最外侧截面（Y位）[28]。这使得巨大肩袖撕裂的情况下容易产生错误的判读，因为严重的肌腱回缩会导致图像中显示更大的肌腹，从而使肌肉脂肪浸润比例变小[10]。一些作者认为可以使用所谓的"切线征"[29]作为晚期脂肪浸润的指标[30]，并作为肩袖撕裂是否可修复的预测指标[31]。当萎缩的冈上肌位于喙突上缘与肩胛骨上缘之间的切线以下时，切线征象为阳性。与Goutallier评分一样，这是在喙突和肩胛骨仍与肩胛骨体连接的MRI最外侧图像上进行评估的[32]。然而，Kim等最近进行的一项研究表明，单纯的切线征并不能很好地预测巨大肩袖撕裂修复的结果。根据笔者的观点，MRCT成功修复的唯一最具预测性的因素是冈下肌脂肪浸润小于Goutallier 3期[32]。

　　另一种重要的诊断方法是超声，它已成为评估肩袖的一种主流方式，因为它成本低，即使在术后也能确定撕裂的位置和大小[10]。但超声不能穿透骨，故不能提供关于巨大肩袖撕裂的肌腱边缘向肩峰外侧边界回缩的准确信息[33]。另外，B超的准确性也取决于超声检查技师的经验。

5　治疗选择

5.1　保守治疗

　　如果是不可修复的撕裂，或者患者不希望手术，可以先行保守治疗。无明显疼痛症状的患者可选择三角肌前中束的锻炼及康复方案。这种方法的成功率约为30%，对那些功能丧失却没有很大疼痛的患者特别有用。在本组患者中，保守治疗可达到非常满意的临床结果，患侧肩关节恢复活动，但不可避免地增加关节退变的可能[1]。Zingg等[34]报道了使用非手术治疗软骨、肌腱和肌肉严重病变的患者，取得了令人惊讶的良好临床结果。

　　一般来说，对于不可修复的肩袖撕裂，手术治疗前需要进行非手术治疗6个月[9]。典型的治疗方法包括物理治疗、应用抗炎和镇痛药物、患者教育、针灸和肩峰下注射（MRCT的患者，相当于关节内注射）、注射皮质类固醇或透明质酸。一些作者认为，重复关节内类固醇注射大部分是无效的[35-36]。另一些作者认为，地塞米松和透明质酸钠的治疗效果都很好[37]。透明质酸的作用是阻断疼痛受体，刺激内源性透明质酸的产生，并通过抑制白细胞的活动具有直接的抗炎作用[38]。这些注射治疗已被证明对早期和晚期肩关节骨关节炎有益[39-40]。一个对22例（平均年龄78岁）肩袖撕裂患者进行的队列研究表明，进行透明质酸连续注射（每周1次，连续3周），随后进行康复治疗，能显著减轻疼痛，改善活动范围和日常生活活动[41]。

保守治疗不能从根本上改变巨大肩袖撕裂的自然病程，因此只适用于已经确定无法修复以及由于各种原因不适合手术治疗的患者[1]。

保守和手术治疗之间还可以选择的是肩胛上神经阻滞和消融。当保守治疗效果不好，以疼痛为主要症状，而患者不适合进行大手术或者不希望进行手术时，这种治疗可以缓解疼痛[42]。肩胛上神经发自臂丛上干（C5、C6），是一种混合运动和感觉纤维的神经，支配肩关节囊后侧、肩锁关节、肩峰下滑囊、喙锁和喙肱韧带的感觉，同时支配冈上肌和冈下肌的运动[43]。许多研究证实，肩胛上神经的阻滞可以明显改善慢性疼痛[44]。不同的技术包括肩胛上神经阻滞（SSNB）[42]、经皮SSN脉冲射频和关节镜下SSN神经切除术[45]。脉冲射频（PRF）通过向神经组织周围形成电场进行消融，而不是热凝固，对较小的疼痛感觉纤维的影响比对较大的运动纤维的影响更大，从而保留残余的运动功能[45]。形态学证据表明，PRF对神经的破坏性小于连续射频（CRF），神经纤维也有可能在PRF治疗后再生[42]。Kane等研究[42]表明，对12例疼痛性肩袖撕裂的患者进行脉冲射频治疗后，术后3个月时的Constant、Oxford和视觉模拟评分均有很大的改善。在他们的技术中，肩胛上切迹是通过使用图像增强器直接可视化来定位的。沿着肩胛骨长轴画的一条直线，中点处垂直平分，沿肩胛冈外上外象限线，距离2.5cm，射频针穿过皮肤，然后利用图像增强器引导至肩胛上切迹边缘，通过2Hz的刺激准确定位神经（阈值<0.5V）。PRF应用持续120s，连续2次或3次。总治疗时间6～8min。Nizlan等[46]报道了应用关节镜下SSN神经切除术对不能行肩关节置换且伴有明显慢性疼痛患者的治疗效果[45]。他们首先通过标准的后入路进行了关节镜检查，确认了完全性和不可修复的肩袖撕裂。在肩锁关节后缘水平，距肩峰外侧边缘几厘米处做外侧工作入路。通过这个入路，使用射频设备和刨削刀清除盂冈切迹内的软组织，以找到位于切迹底部的神经。一旦在盂冈切迹的底部找到神经，就可以向近端找到肩胛下横韧带。神经近端在肩胛上切迹处用消融器切断，远端在盂冈切迹的底部切断。他们用这项技术治疗了20例严重肩痛的患者，其中17例为肩袖关节病，2例为盂肱关节炎，1例为肩关节融合术失败后肩袖缺损[46]。平均随访时间为29个月，75%的患者报告了疼痛缓解且评分为良好至优秀。

5.2　手术治疗

5.2.1　关节镜下清理、伴或不伴肱二头肌长头腱切断术

众所周知，对需求低的患者，清理术治疗肩袖撕裂可获得令人满意的短期效果[47-49]。手术的目的是消除疼痛的根源；因此，清理撕裂的肩袖肌腱边缘，同时进行滑囊切除术。巨大肩袖撕裂的清理应避免完全的肩峰前侧成形术，因为它可能使喙肩韧带失效，导致术后肱骨头前上半脱位[50]。因为有报道称肩峰外侧比前侧更易引起撞击[51]，所以一部分作者建议在行有限的肩峰前侧成形术同时进行肩峰外侧成形术[52-53]。然而，尽管存在这些担忧，Rockwood等[54]还是于1995年首次提出开放式清创治疗巨大肩袖撕

裂，他进行了更激进的肩峰成形术并且完全松解喙肩韧带。在这项研究中，50例患者（53个肩）平均随访6.5年，83%的患者获得满意的结果，疼痛明显减轻。上举的角度从平均105°提高到140°[54]。Gartsman等[55]报道了对巨大肩袖肌腱撕裂患者进行开放性清创的积极结果，同时注意到伴有肌力的下降，他们认为这种力量减弱可能是由于喙肩韧带功能不全和肱骨头上方缺乏支持所致。同时他还认为，肱骨头向上移位、肩胛下肌或小圆肌功能不全是这种治疗的不良预后因素[55]。

如果单纯清理和肩峰成形术还不够，大结节成形术可能是另一种治疗的选择[56]。2002年Fenlin等[57]进行了报道，其主要目的是打磨成形肱骨大结节，以在肱骨大结节和肩峰下表面之间达到顺滑的活动。2004年，Scheibel提出了一种关节镜下的大结节成形术，并称之为"关节镜下肩峰下减压术"[56]。Verhelst等和Lee等[58,59]的研究证实了该手术可以作为不可修复的肩袖撕裂患者的一种有益的选择，并显示出良好的效果。两位作者都强调了维持喙肩弓作为肱骨近端前上半脱位被动稳定结构的重要性。

关于肱二头肌长头腱（LHB）在清理时如何处理仍然存在争议。1997年，Walch等报道将LHB切断术作为治疗肩袖疾病疼痛的常规方法[60]。有人担心这种治疗的安全性，因为在没有肩袖肌腱的情况下，LHB会起到限制肱骨头的作用[61]。理论上，LHB的切断可能导致肱骨头进一步向近端移位。然而，许多研究都没有发现证据[47,62]可以说明LHB切断的这种副作用。现有证据表明，LHB可能是严重疼痛的来源，LHB切断术提供了合理的缓解疼痛结果，而不会带来肱骨头上移的风险。一些多中心的研究发现LHB切断术是一种有价值的手术选择，可以很好地缓解MRCT患者的疼痛[63-64]。单独肌腱切断术和同时行肌腱固定术的结果似乎也一样[1]。

综上所述，对于绝大多数MRCT患者来说，肩峰下减压联合肩袖残端清理术可获得满意的临床结果，也可以考虑进行肱骨大结节成形术。喙肩韧带是限制肱骨头上移的主要结构，应小心处理，可将其分离，但不应切除[65-66]。LHB切断术，无论是否进行肌腱固定，都是一种安全的附加手术，有助于减轻巨大肩袖撕裂引起的疼痛[64]。单纯清理可以很好地缓解疼痛，但不影响关节退变的进展，因此应仅限于治疗以疼痛为主诉的不可修复的肩袖撕裂患者[1]。

5.2.2 肩袖修复术

如果巨大肩袖撕裂能够成功修复，短期和长期的临床效果都很好，关节退变可以停止或至少显著减缓[67-68]。根据Burkhart的观点，即使是部分修复，修复也能恢复作用在关节上的力偶。在肩部运动时，肩袖肌肉共同作用使肱骨头向关节盂靠近，平衡盂肱关节的力偶。力偶是指作用在一个物体上并使其旋转的一对作用力。为了使物体处于平衡状态，作用力必须平衡，所以这两个力必须大小相等，作用方向相反[50]。在肩部，Inmann等[50]将冠状面力偶描述为三角肌产生的力矩与下部分肩袖（冈下肌、小圆肌和肩胛下肌）产生的力矩平衡的结果。在巨大肩袖撕裂延伸至后方时，较弱的后方肌肉无法平衡肩胛下肌产生的前向力矩，不能维持横向的平衡。如果撕裂足够大并影响到下部，巨大撕裂会破坏冠状面平衡。

两个平面的不平衡将导致肱骨头向前和向上移位，无法维持稳定的运动支点作用[50]。因此，在修复过程中，更重要的是平衡冠状面和水平面的力偶，而不仅仅是修复肩袖缺损[50]。

Burkhart认为，即使是不可修复的肩袖撕裂，只要恢复了两个平面的力偶平衡，即使部分修复这些撕裂也可以获得良好的结果[69]。作者介绍的另一个重要概念是"悬索吊桥"原理，它有助于理解肩袖解剖、力学和修复原理。在关节镜下观察，完整肩袖的下表面显示一个"缆索状"增厚的囊，围绕着一个较薄的新月形组织，该组织附着于肱骨大结节[50]。这种"缆索状"结构是喙肱韧带的增厚，从它的前附着点延伸到肱二头肌长头腱后方的大结节，再延伸到冈下肌下缘附近的后附着点。这种缆索可能起到保护作用，沿着缆索传递应力，从而避免应力集中于肌腱止点，因此类似于悬索吊桥。只要缆索完好无损，肩袖仍然可以成功地发挥其功能。这就是作者认为的为什么部分修复也会产生良好结果，因为即使没有使撕裂口封闭，但也重建了缆索结构[50]。

虽然完全修复巨大肩袖撕裂非常困难，但并非不可能，需要非常细心地处理软组织。修复巨大肩袖撕裂最重要的问题之一是能否将挛缩的肌腱拉回到其附着点[10]。必须清理肩袖肌腱周围的所有粘连。常见粘连的部位包括肩峰下表面、三角肌后侧、滑囊和肌腱下表面，以及盂唇与关节盂之间的间隙[10]。如果这些松解不能提供相对无张力的修复，则必须使用其他方法。Tauro发明了关节镜下的间隔滑动技术，Burkhart[10,50]后来将其重新定义为前间隔滑动，并补充了后间隔滑动。前间隔滑动通过松解肩胛下肌和冈上肌之间的肩袖间隙，暴露喙突。在后来的版本中，称为"前间隔连续滑动"，肩袖间隙被松解到所谓的"逗号组织"的内侧。这个逗号组织，即肱二头肌腱滑车的残余物，连接肩胛下肌腱的上缘和冈上肌的前缘，在一条肌腱被修复后帮助修复另一条肌腱。后间隔滑动在冈上肌和冈下肌之间，直至肩胛骨[10,50]。

边对边缝合，是另一种有用的技术，有助于减少袖带组织的张力，从而使巨大肩袖撕裂可修复[50]。该技术可将不可修复的U形和L形缺损转化为更易管理的、可完全修复的新月形撕裂[50]。从内到外对撕裂的前后侧边进行边对边缝合，初步修复撕裂。这使得肩袖的游离边缘向外侧的大结节骨床汇聚，然后游离缘可以以相对较小的应力安全地固定在骨床上[50]。

为了解决慢性撕裂中的组织质量差（大结节骨质减少，质量差且无弹性的肌腱），并尽量减少修复后再撕裂的可能性，已经介绍了各种方法。这些方法包括使用更强韧的缝线、各种缝线缝合位置处理技术（如Mason-Allen技术）、更大更硬的缝合锚钉和骨隧道、带袢钢板等[70-71]。

如果完全修复是不可能的，前面提到的部分修复似乎是这类具有挑战性的患者的合理选择[45]。部分修复的主要目标是实现足够的肌腱愈合，以恢复相对无痛的过顶活动[50]。要做到这一点，肩袖修复必须满足4个生物力学标准：

- 力偶必须在冠状面和水平面上平衡。

- 必须重新建立稳定的支点运动模式。

- 尽量减小残余缺损的表面积。

- 残余缺损必须边缘足够稳定。

这4个标准可以通过平衡肩部前后部分之间的力偶来实现，这需要前方完整的肩胛下肌，后方完整的冈下肌下半部分，最好是完整的缆索结构[50]。虽然这种手术后肩部力量可能不会改善，但由于减轻了机械性撞击引起的疼痛，功能通常会得到增强[9]。

无强有力的证据表明关节镜或开放式肩袖修复谁更好。不管通过任何一种方法修复的肩袖愈合了，那结果就可以比较。尽管巨大肩袖修复失败率很高（有报道称再撕裂率为34%～94%[11]），但与术前相比，临床评分结果始终保持良好[1,72]。

5.2.3　肌腱转位术

对于不能完全或部分修复肩袖肌腱以缓解症状的患者，可考虑采用肌腱转位的方式进行重建[73]。这种手术的理想患者是年轻、活跃的患者，具有不可修复的肩袖肌腱撕裂和轻微的盂肱关节炎，其主诉是力量减弱[10]。对于巨大不可修复撕裂的患者，已有多种肌腱转位技术，最常见的转位材料是背阔肌伴或不伴大圆肌、胸大肌和斜方肌[10,41]。

胸大肌转位用于前上肩袖缺损，特别是肩胛下肌功能不全导致复发性前向不稳的患者[74]。1997年Wirth等对胸大肌腱转位技术的原始描述中，胸大肌腱的上半部分被转位[75]。Resch报道了一种技术，其中胸大肌上部在联合肌腱下走行。在他看来，与传统的胸大肌转位相比，这是更有利的走行路线[76]。为了在不损害肌肉骨骼神经的情况下改善转位的胸大肌的作用方向，Warner修改了原来的胸大肌腱转位，在固定到小结节之前将其胸骨头转位到锁骨头下方（拆分胸大肌转位，SPM转位）[77]。

Gerber等对Warner技术进行了小的改良。他进行的肌腱转位结合了分离的胸大肌腱和大圆肌腱（SPM–TM转位）。这种联合肌腱转位的基本原理是分别用分离的胸大肌腱和大圆肌腱代替肩胛下肌的上部和下部[78]。

最近的文献证实，胸大肌转位术是一种安全可靠的手术。Shin等进行的系统回顾中报道了对不可修复的肩袖撕裂进行胸大肌转位手术的8项研究，共195个肩。平均随访33.4个月，Constant评分从术前平均（37.8±6.8）分提高到术后平均（61.3±6.5）分（$P<0.0001$）。虽然由于使用的评分方法不同，无法评估疼痛的改善情况，但所有文章都报道了疼痛减轻的趋势[79]。喙突下胸大肌腱转位患者的Constant评分明显高于喙突上胸大肌腱移位患者（$P<0.001$）。报道的总的术后神经麻痹发生率很低（195例中有1例短暂性肌皮神经麻痹和1例腋神经功能障碍）[79]。

胸大肌转位是治疗不可修复的巨大前上肩袖撕裂的一种合理的手术选择，特别是当患者由于肩胛下肌功能不全且伴有前向不稳定时[41]。

背阔肌转位治疗上外侧和后上肩袖缺损可以显著地恢复肩关节上举功能。1992年，Gerber等首次报道了背阔肌伴大圆肌或不伴大圆肌的转位手术[80]，该手术被认为是治疗不可修复的上外侧肩袖撕裂的一种挽救性手术。许多作者已经证明，在肩胛下肌完好无损的情况下，它是一种有价值的外旋疼痛性或无痛性假性麻痹的治疗选择。如果没有慢性前屈上举假性麻痹，小圆肌没有出现晚期脂肪浸润，结果会更好[1]。理想的适应证是能主动前屈上举但外旋时缺乏对上臂的控制（单纯的外旋无力不足以作为手术的适应证），肩胛下肌完整且无肩关节炎的患者[9]。背阔肌转位有几种手术技术，包括单切口、双切口和最近的关节镜辅助转位[41]。当它被转位后，背阔肌不再作为内旋肌，而是作为外旋肌和肱骨头下压肌。肌腱转位附着于大结节上的位置越靠后，外旋作用越强，越靠近端，则肱骨头稳定作用越强[41]。Iannotti等[181]在患者侧卧位进行手术，通过从肩峰前部剥离三角肌起点和将中间三角肌纤维劈开4cm，实现显露肩袖的目的。喙肩韧带与三角肌一起被剥离并在手术结束时重新缝合复位。切除滑囊，检查肩袖。活动并修复肩袖组织。必要时进行肩峰成形术。如果出现肩胛下肌撕裂，应进行修复。第二个切口沿背阔肌外侧缘至腋窝后褶皱。通过上臂外展和内旋定位并找到背阔肌止点，将其与肱骨锐性分离。分离并保护神经血管，将肌肉从深筋膜中剥离出来。用1mm的涤纶缝线，使用Krakow缝合技术沿着肌腱的每侧从肌肉肌腱连接处到肌腱末端编织。在三角肌深处和后侧肩袖表面钝性剥离形成一个宽隧道。将背阔肌腱牵拉至肱骨头顶部，并在肩胛下肌的前方、大结节的外侧以及（如果可能的话）在肩袖撕裂回缩边缘的内侧进行修复[181]。最近有关节镜辅助转位的报道，与开放式手术相比，关节镜辅助手术有几个优点，其中一个优点是更容易检查和治疗伴随的关节内病变[82]。

Namdari等撰写的综述对10项研究的文献（258例患者，262个肩）进行了比较。平均随访45.5个月（范围24～126个月）。评分从术前的45.9分提高到术后的73.2分（$P<0.001$）。主动前屈上举从术前的101.9°改善到术后的137.4°（$P<0.001$），平均主动外旋从16.8°增加到术后的26.7°（$P<0.001$）。作者发现肩胛下肌功能不全、晚期小圆肌脂肪浸润和再次翻修手术与功能预后不良相关。报告的总并发症发生率为9.5%（262例中有25例），其中包括7例神经麻痹（2.7%）和9例转位肌腱撕裂（3.4%）[87]。

Gerber等对44例患者的46个肩进行了至少10年的长期随访。观察到平均主观肩关节评分（SSV）从术前的29%增加到最后随访时的70%。相对Constant评分从56分提高到80分，疼痛评分从7分提高到13分（$P<0.0001$）。前屈从平均118°增加到132°，外展从112°增加到123°，外旋从18°增加到33°。外展力量从平均1.2kg增加到2.0kg（$P=0.001$）。骨关节炎的变化轻微。肩胛下肌功能不全和小圆肌脂肪浸润的肩关节效果较差[84]。

背阔肌转位已被证明是改善肩功能、活动范围、力量和缓解不可修复后上肩袖撕裂患者疼痛的有价值的选择，然而，患者和医生不应期望"正常"的功能或完全缓解疼痛的结果[83]。

近期，使用斜方肌转位治疗巨大不可修复的后上肩袖撕裂的观点成为热点。Elhassan等首先描述了其用于改善臂丛损伤患者的外旋[85]。一项生物力学研究发现，下斜方肌转位比背阔肌转位能更有效地恢复肩关节外旋[86]。2016年，Elhassan等发表了平均随访47个月的下斜方肌转位合并增强修复的结果[87]，所有32例患者在疼痛、主观肩关节评分和肩关节活动度方面均有显著改善[87]。另一个相对较新的概念是使用背阔肌和大圆肌转位治疗肩胛下肌功能不全。Elhassan等进行的用背阔肌和大圆肌（TM）肌腱转位治疗不可修复的肩胛下肌腱撕裂的解剖可行性研究结果令人满意[88]。

5.2.4　肩峰下球囊衬垫

对于不可修复的肩袖撕裂，最近提出的一种治疗方法是使用肩峰下球囊或垫片[89]。最常用的球囊系统包含一个引入装置和一个垫片（有3种不同的尺寸），由聚乳酸和己内酯的共聚物聚制成。这是一种广泛使用的可生物降解的材料，可在12个月内分解[45]。然而，目前尚不清楚垫片的膨胀状态会持续多久。外展时，垫片通过降低肱骨头来减少肩峰下撞击和摩擦[89]。为了便于置入，将球囊折叠成一个圆柱形的置入装置，一旦将垫片插入肩峰下，就可以将其取出[89]。在标准关节镜检查包括清理和滑囊切除术后，评估肩袖的可修复性。一旦确认不可修复，必须选择合适尺寸的垫片。可生物降解的垫片通过侧孔置入，并根据垫片的大小用生理盐水充至最大体积。最后，移除球囊系统，被动活动肩关节行全范围运动，以验证垫片放置准确，位置稳定，不影响肩关节活动[89]。该球囊可用于冈上肌和冈下肌撕裂并不可修复的患者。建议修复肩胛下肌，以平衡水平力偶。禁忌证包括肩关节疾病、活动性感染和对器械材料过敏。

Senekovic等报道了他们对24例接受垫片装置治疗的患者的5年随访结果。在随访至5年的患者中，84.6%的患者Constant评分至少有15分的改善，61.54%的患者的Constant评分至少有25分的显著改善。与基线相比，只有10%的接受治疗的患者肩部评分没有改善或恶化。需要进一步的队列研究或随机对照试验证实[90]。

5.2.5　上关节囊重建

关节囊是肩关节重要的静态稳定结构[91]。前关节囊用于维持盂肱关节前方稳定，而后关节囊对盂肱关节后方稳定起重要作用[8,91]。上关节囊附着于大结节的很大一部分，解剖研究表明其占总面积的30%~61%[92]。因此，当冈上肌或冈下肌完全撕裂时，它经常被撕裂[41]。最近的一项生物力学研究表明，上关节囊缺损导致盂肱关节各方向的位移增加，特别是外展5°和30°时向上方的位移[91]。Mihata等报道了关节镜下上关节囊重建（ASCR）[93]，用于修复不可修复肩袖撕裂患者的肩关节，以恢复其上方稳定性[93-94]。

关节镜下肩峰下减压，可清理并去除上盂唇和大结节的肩袖组织。肩胛下肌腱如果撕裂，应将其修复，且要部分修复撕裂的冈下肌和小圆肌腱。评估上关节囊缺损的大小。然后准备6~8mm厚的移植物，通过外侧入路置入肩峰下间隙。然后在关节盂上缘置入2枚带线锚钉，将移植物缝合到关节盂上缘。采用双排技术将移植物的外侧缝合于大结节上的肩袖足迹处[93]。最后，将移植物与冈下肌腱以及残余冈上肌腱或肩胛下肌腱之间进行边对边缝合，以改善肩关节的力偶。应注意避免前方边对边缝合过紧，以免术后肩部挛缩，活动受限[93]。

Mihata等[93]报道，在他们的23例患者（24个肩关节）中，上举活动从平均84°提高到148°（$P<0.001$），外旋从26°提高到40°（$P<0.01$）。肩肱距（AHD）由术前（4.6±2.2）mm增加至术后（8.7±2.6）mm（$P<0.0001$）。没有骨关节炎进展或肩袖肌肉萎缩的病例。随访24～51个月，20例（83.3%）无移植物撕裂或肌腱再撕裂。美国肩肘外科评分（ASES）从23.5分提高到92.9分（$P<0.0001$）。这些结果表明，这种重建技术是不可修复的肩袖撕裂的有效替代治疗方法。同种异体移植物也已成功应用于该手术[72]。

5.2.6　补片修复肩袖手术

如前所述，巨大肩袖撕裂的修复是一项复杂有挑战性的工作。再撕裂率很高，不同作者报道可达34%～94%[10]。尽管再撕裂导致修复失败，患者的术后功能结果仍有改善[95-97]，但他们的结果比那些修复后愈合的功能要差[98-99]。为了降低巨大肩袖撕裂修复的失败率，提高修复效果，许多作者报道了使用补片移植的修复方法。目前应用于临床的有许多种类的补片材料，合成材料有聚酯韧带（涤纶）[100]、Gore-Tex软组织补片[101]、Mersilene补片[102]、Teflon补片[103]和碳纤维补片[104]等，同种异体移植物有冻干肩袖[105-106]、股四头肌腱[107]、髌腱、跟腱[107]、真皮基质（Graftjacket）[107]、阔筋膜[108]等，异种移植物有猪真皮胶原移植物[109-110]、猪小肠黏膜下层[111]等，自体移植物有肱二头肌腱[112-113]和阔筋膜等[114]。补片可以作为肩袖加强修复的材料，通过将补片置入修复结构中或缝合在修复肌腱的顶部，可以将肩袖修复至接近正常状态[99]。另一种方法是桥接，即将补片缝合至不可修复的肩袖肌腱边缘和肩袖附着处之间[99]。使用补片修复巨大肩袖撕裂是一个非常热门的课题，过去的20年里发表了很多文章，然而大多数报道都是病例报告或报道的病例数较少或随访时间比较短。这些研究只代表了一位外科医生或一个机构的经验，因此，可能不能准确反映补片使用的真实情况。全面的综述可以提供有价值的汇总数据，让临床医生对这个课题有更广泛的了解。最近Steinhaus等在2016年进行了一项综述研究[99]，他们回顾了1986—2014年间发表的24项研究的结果，患者平均年龄为61.9岁，随访35.4个月，共纳入566例患者。24项研究中使用的最常见的手术技术是开放式补片修复，占54.6%（566例中的309例），其次是微创开放式修复（170例）和关节镜手术（87例）。最常见的移植物是合成材料，占44.3%（566例中有251例），其次是同种异体移植物188例，异种移植物127例。56.4%的患者（566例中的319例）使用移植物来桥接回缩的肩袖肌腱与肱骨的间隙，而43.6%的患者（247例）使用移植物来增强修复。两种技术在活动范围、力量、患者报告的结果（PRO）、疼痛和日常生活活动（ADL）方面结果改善类似，而异种移植物与其他类型的移植物相比，PRO和ADL的改善稍差。总复发率为25%，其中加强修复和桥接修复的复发率分别为34%和12%，异种移植物、同种异体移植物和合成材料的复发率分别为44%、23%和15%。

总之，所有的研究都显示了临床和功能结果的改善，加强修复和桥接修复之间没有太大差异。异种移植物比同种异体移植物和合成材料的效果更差。有趣的是，出乎许多人的意料，桥接修复的再撕裂率更低。当然，系统评价只是基于他们所建立的研究。因此，尽管结果看起来很有希望，但毫无疑问，补片移植需要精心设计的前瞻性随机对照研究，以真正评估其在巨大肩袖撕裂治疗中的价值。

6 Leeds肩袖补片

我们选择的治疗不可修复肩袖撕裂的技术来源于资深专家。使用不可吸收的聚酯补片可缝合撕裂的肩袖。因此，它可以加强修复不能完全修复的肩袖撕裂和因软组织质量差而有再撕裂风险的肩袖损伤。它既可以用作桥接移植物，也可以用于加强作用。Leeds肩袖补片是一种人工合成的补片，适用于撕裂回缩不能修复到骨床或肩袖组织退变严重的慢性巨大、全层肩袖撕裂的修复。补片是由聚对苯二甲酸乙二醇酯（PET）制成的，通常被称为聚酯。这是一种不可吸收的生物相容性材料，已用于韧带和肌腱的重建超过25年。补片的设计包括具有整体增强的组件，具有"开放式结构"，允许组织向支架内生长。这种设计增加了补片的强度。与其他异种和同种异体移植物一样，该补片可以使用缝线缝合加强。修复的薄弱点是在缝线和肌腱之间，但补片的整体加强提供了抗撕裂的能力，从而解决了这类常见问题。

通过我们自己的研究，我们比较了Leeds肩袖补片与其他可用的治疗措施（如前三角肌康复锻炼、关节镜下肩袖修复、关节镜下肩袖清理）对大或巨大肩袖撕裂患者的治疗效果。

本研究纳入68例大或巨大肩袖撕裂患者：补片组29例，对照组39例。根据患者的选择和术中发现做出治疗决定：不愿意手术手术治疗的患者接受前三角肌康复锻炼；可修复的患者接受关节镜下肩袖修复治疗；关节镜下不可修复撕裂但肩袖活动度尚好的患者行开放补片修复；质量差、肌腱回缩明显且活动度差者行关节镜下肩袖清理。所有患者完成术前的基线、术后6周及术后6个月时的牛津肩关节评分（OSS）、肩部疼痛和残疾指数（SPADI）、Constant评分。

从基线到6个月，补片组的所有结果都有改善（配对平均差OSS 12.3分，SPADI 18.8分，Constant评分13.9分），对照组也是如此（配对平均差OSS 8.7分，SPADI 18.8分，Constant评分11.1分）。当质量非常差的患者进行肩袖切除时，结果为OSS 14.3分，SPADI和Constant评分均为18.0分。关节镜修复组的结果与其余对照组非常相似。与未补片修复组相比，肌腱质量较好但仍不可修复的患者的OSS临床显著改善。

7 总结

对于巨大肩袖撕裂导致疼痛和功能丧失的患者，外科医生有多种选择。在已发表的文献中，大多数研究结果都是相当合理的。在英国，只有不到30%的上肢外科医生会考虑补片，这还需要进一步的研究。新的手术方式如上关节囊重建和肩峰下球囊填充值得进一步研究。反式全肩关节置换术在老年患者中有很好的疗效，但对于年轻的大或巨大肩袖撕裂患者，虽有许多手术选择，但肩部每种手术的指征都需要进一步研究。

作者信息

Roger Hackney[1*], Piotr Lesniewski[2] and Paul Cowling[2]
*: Address all correspondence to: rogerhackney@hotmail.com
1: Spire Hospital, Leeds, United Kingdom
2: Chapel Allerton Hospital LTH, Leeds, United Kingdom

参考文献

[1] Gerber C, Wirth SH, Farshad M. Treatment options for massive rotator cuff tears. Journal of Shoulder and Elbow Surgery. 2011;**20**:S20-S29.

[2] Guery J, Favard L, Sirveaux F, Oudet D, Mole D, Walch G. Reverse total shoulder arthroplasty. Survivorship analysis of eighty replacements followed for five to ten years. Journal of Bone and Joint Surgery. American Volume. 2006;**88**:1742-1747.

[3] 13th Annual Report 2016 National Joint Registry for England, Wales, Northern Ireland and the Isle of Man Surgical data to 31 December 2015. p. 26,170, njrcentre.org.uk.

[4] Burkhart SS, Danaceau SM, Pearce CE Jr. Arthroscopic rotator cuff repair: Analysis of results by tear size and by repair technique-margin convergence versus direct tendon-to-bone repair. Arthroscopy. 2001;**17**:905-912.

[5] Lo IK, Burkhart SS. Arthroscopic revision of failed rotator cuff repairs: Technique and results. Arthroscopy. 2004;**20**:250-267.

[6] Cofield RH. Subscapular muscle transposition for repair of chronic rotator cuff tears. Surgery, Gynecology & Obstetrics. 1982;**154**:667-672.

[7] Davidson J, Burkhart SS. The geometric classification of rotator cuff tears: A system linking tear pattern to treatment and prognosis. Arthroscopy. 2010;**26**:417-424.

[8] Gerber C, Fuchs B, Hodler J. The results of repair of massive tears of the rotator cuff. The Journal of Bone and Joint Surgery. American Volume. 2000;**82**:505-515.

[9] Lädermann A, Denard PJ, Collin P. Massive rotator cuff tears: Definition and treatment. International Orthopaedics (SICOT). 2015;**39**:2403-2414.

[10] Neri BR, Chan KW, Kwon YW. Management of massive and irreparable rotator cuff tears. Journal of Shoulder and Elbow Surgery. 2009;**18**:808-818.

[11] Jeong JY et al. Comparison of outcomes with arthroscopic repair of acute-on-chronic within 6 months and chronic rotator cuff tears. Journal of Shoulder and Elbow Surgery. 2017;**26**(4):648-655.

[12] Warner JJ, Gerber C. Treatment of massive rotator cuff tears: Posterior-superior and anterior-superior. Rosemont, IL: American Academy of Orthopaedic Surgeons; 1998.

[13] Collin P, Matsumura N, Lädermann A, Denard PJ, Walch G. Relationship between massive chronic rotator cuff tear pattern and loss of active shoulder range of motion. Journal of Shoulder and Elbow Surgery. 2014;**23**(8):1195-1202.

[14] Goutallier D, Postel JM, Lavau L, Bernageau J. Influence de la d eg en erescence graisseuse des muscles supra epineux et infra epineux sur le pronostic des r eparations chirurgicales de la coiffe des rotateurs. Rev Chir Orthop. 1999;**85**:668-676.

[15] Walch G, Boulahia A, Calderone S, Robinson AH. The 'dropping' and 'hornblower's' signs in evaluation of rotator-cuff tears. Journal of Bone and Joint Surgery. British Volume (London). 1998;**80**:624-628.

[16] Goutallier D, Postel JM, Bernageau J, Lavau L, Voisin MC. Fatty muscle degeneration in cuff ruptures. Pre- and postoperative evaluation by CT scan. Clinical Orthopaedics and Related Research. 1994;**304**:78-83.

[17] Gladstone JN, Bishop JY, Lo IK, Flatow EL. Fatty infiltration and atrophy of the rotator cuff do not improve after rotator cuff repair and correlate with poor functional outcome. The American Journal of Sports Medicine. 2007;**35**:719-728.

[18] Sher JS, Uribe JW, Posada A, Murphy BJ, Zlatkin MB. Abnormal findings on magnetic resonance images of asymptomatic shoulders. The Journal of Bone and Joint Surgery. American Volume. 1995;**77**:10-15.

[19] Gerber C, Galantay RV, Hersche O. The pattern of pain produced by irritation of the acromioclavicular joint and the subacromial space. Journal of Shoulder and Elbow Surgery. 1998;**7**:352-355.

[20] Gerber C, Blumenthal S, Curt A, Werner CM. Effect of selective experimental suprascapular nerve block on abduction and external rotation strength of the shoulder. J Shoulder Elbow Surg. 2007;**16**:815-820.

[21] Werner CM, Steinmann PA, Gilbart M, Gerber C. Treatment of painful pseudoparalysis due to irreparable rotator cuff dysfunction with the Delta III reverse-ball-and-socket total shoulder prosthesis. The Journal of Bone and Joint Surgery. American Volume. 2005;**87**:1476-1486.

[22] Denard PJ, Lädermann A, Jiwani AZ, Burkhart SS. Functional outcome after arthroscopic repair of massive rotator cuff tears in individuals with pseudoparalysis. Arthroscopy. 2012;**28**:1214-1219.

[23] Tokish JM, Decker MJ, Ellis HB, Torry MR, Hawkins RJ. The belly-press test for the physical examination of the subscapularis muscle: Electromyographic validation and comparison to the lift-off test. Journal of Shoulder and Elbow Surgery. 2003;**12**:427-430.

[24] Weiner DS, Macnab I. Superior migration of the humeral head. A radiological aid in the diagnosis of tears of the rotator cuff. Journal of Bone and Joint Surgery. British Volume (London). 1970;**52**:524-527.

[25] Walch G, Marechal E, Maupas J, Liotard JP. Surgical treatment of rotator cuff rupture. Prognostic factors [in French]. Revue de Chirurgie Orthopédique et Réparatrice de l'Appareil Moteur. 1992;**78**:379-388.

[26] Hamada K, Yamanaka K, Yetal U. A radiographic classification of massive rotator cuff tear arthritis. Clinical Orthopaedics and Related Research. 2011;**469**:2452-2460.

[27] Iannotti JP, Zlatkin MB, Esterhai JL, Kressel HY, Dalinka MK, Spindler KP. Magnetic resonance imaging of the shoulder. Sensitivity, specificity, and predictive value. The Journal of Bone and Joint Surgery. American Volume. 1991;**73**:17-29.

[28] Fuchs B, Weishaupt D, Zanetti M, Hodler J, Gerber C. Fatty degeneration of the muscles of the rotator cuff: Assessment by computed tomography versus magnetic resonance imaging. Journal of Shoulder and Elbow

Surgery. 1999;**8**:599-605.

[29] Zanetti M, Gerber C, Hodler J. Quantitative assessment of the muscles of the rotator cuff with magnetic resonance imaging. Investigative Radiology. 1998;**33**:163-170.

[30] Williams MD, Lädermann A, Melis B, Barthelemy R, Walch G. Fatty infiltration of the supraspinatus: A reliability study. Journal of Shoulder and Elbow Surgery. 2009;**18**:581-587.

[31] Kissenberth MJ, Rulewicz GJ, Hamilton SC, Bruch HE, Hawkins RJ. A positive tangent sign predicts the repairability of rotator cuff tears. Journal of Shoulder and Elbow Surgery. 2014;**23**:1023-1027.

[32] Kim JY, Park JS, Rhee YG. Can preoperative magnetic resonance imaging predict the reparability of massive rotator cuff tears? Am J Sports Med. 2017;**45**:1654-1663.

[33] Teefey SA, Rubin DA, Middleton WD, Hildebolt CF, Leibold RA, Yamaguchi K. Detection and quantification of rotator cuff tears. Comparison of ultrasonographic, magnetic resonance imaging, and arthroscopic findings in seventy-one consecutive cases. Journal of Bone and Joint Surgery. American Volume. 2004;**86**:708-716.

[34] Zingg PO, Jost B, Sukthankar A, Buhler M, Pfirrmann CW, Gerber C. Clinical and structural outcomes of nonoperative management of massive rotator cuff tears. The Journal of Bone and Joint Surgery. American Volume. 2007;**89**:1928-1934.

[35] Williams GR Jr, Rockwood CA Jr. Hemiarthroplasty in rotator cuff-deficient shoulders. Journal of Shoulder and Elbow Surgery. 1996;**5**:362-367.

[36] Koester MC et al. The efficacy of subacromial corticosteroid injection in the treatment of rotator cuff disease: A systematic review. The Journal of the American Academy of Orthopaedic Surgeons. 2007;**15**(1):3-11.

[37] Shibata Y, Midorikawa K, Emoto G, Naito M. Clinical evaluation of sodium hyaluronate for the treatment of patients with rotator cuff tear. Journal of Shoulder and Elbow Surgery. 2001;**10**:209-216.

[38] Funk L, Haines J, Trail I. Rotator cuff arthropathy. Current Orthopaedics. 2007;**21**:415-421.

[39] Funk L. Ostenil hyaluronan for inoperable osteoarthritis of the shoulder. Osteoarthritis Cartilage. 2004;**12**(Suppl. B):140.

[40] Grammont PM, Baulot E. Delta shoulder prosthesis for rotator cuff rupture. Orthopedics. 1993;**16**:65-68.

[41] Greenspoon JA, Petri M, Warth RJ, Millett PJ. Massive rotator cuff tears: Pathomechanics, current treatment options, and clinical outcomes. Journal of Shoulder and Elbow Surgery. 2015;**24**:1493-1505.

[42] Kane TP, Rogers P, Hazelgrove J, Wimsey S, Harper GD. Pulsed radiofrequency applied to the suprascapular nerve in painful cuff tear arthropathy. Journal of Shoulder and Elbow Surgery. 2008;**17**:436-440.

[43] Aszmann OC, Dellon AL, Birely BT, McFarland EG. Innervation of the human shoulder joint and its implications for surgery. Clinical Orthopaedics and Related Research. 1996;**330**:202-207.

[44] Emery P, Bowman S, Wedderburn L, Grahame R. Suprascapular nerve block for chronic shoulder pain in rheumatoid arthritis. BMJ. 1989;**299**:1079-1080.

[45] Anley CM, Chan SKL, Snow M. Arthroscopic treatment options for irreparable rotator cuff tears of the shoulder. World Journal of Orthopedics. 2014;**5**(5):557-565.

[46] Nizlan NM, Skirving AP, Campbell PT. Arthroscopic suprascapular neurectomy for the management of severe shoulder pain. Journal of Shoulder and Elbow Surgery. 2009;**18**:245-250.

[47] Klinger HM, Spahn G, Baums MH, Steckel H. Arthroscopic debridement of irreparable massive rotator cuff tearsda comparison of debridement alone and combined procedure with biceps tenotomy. Acta Chirurgica Belgica. 2005;**105**:230-297.

[48] Liem D, Alci S, Dedy N, Steinbeck J, Marquardt B, Möllenhoff G. Clinical and structural results of partial supraspinatus tears treated by subacromial decompression without repair. Knee Surgery, Sports Traumatology,

Arthroscopy. 2008;**16**:967-972.

[49] Melillo AS, Savoie FH III, Field LD. Massive rotator cuff tears: Debridement versus repair. The Orthopedic Clinics of North America. 1997;**28**:117-124.

[50] Burkhart S, Lo I, Brady P. A cowboy's guide to advanced shoulder arthroscopy. Philadelphia: Lippincott Williams & Wilkins; 2006. p. 81 84-87, 89-91.

[51] Lädermann A, Chague S, Kolo FC, Charbonnier C. Kinematics of the shoulder joint in tennis players. Journal of Science and Medicine in Sport. 2016;**19**:56-63.

[52] Kim JR, Ryu KJ, Hong IT, Kim BK, Kim JH. Can a high acromion index predict rotator cuff tears? International Orthopaedics. 2012;**36**:1019-1024.

[53] Moor BK, Wieser K, Slankamenac K, Gerber C, Bouaicha S. Relationship of individual scapular anatomy and degenerative rotator cuff tears. Journal of Shoulder and Elbow Surgery. 2014;**23**:536-541.

[54] Rockwood CA Jr, Williams GR Jr, Burkhead WZ Jr. Debridement of degenerative, irreparable lesions of the rotator cuff. The Journal of Bone and Joint Surgery. American Volume. 1995;**77**:857-866.

[55] Gartsman GM. Massive, irreparable tears of the rotator cuff. Results of operative debridement and subacromial decompression. The Journal of Bone and Joint Surgery. American Volume. 1997;**79**:715-721.

[56] Scheibel M, Lichtenberg S, Habermeyer P. Reversed arthroscopic subacromial decompression for massive rotator cuff tears. Journal of Shoulder and Elbow Surgery. 2004;**13**:272-278.

[57] Fenlin JM, Chase JM, Rushton SA, Frieman BG. Tuberoplasty: Creation of an acromiohumeral articulation-a treatment option for massive, irreparable rotator cuff tears. Journal of Shoulder and Elbow Surgery. 2002;**11**:136-142.

[58] Verhelst L, Vandekerckhove PJ, Sergeant G, Liekens K, Van Hoonacker P, Berghs B. Reversed arthroscopic subacromial decompression for symptomatic irreparable rotator cuff tears: Mid-term follow-up results in 34 shoulders. Journal of Shoulder and Elbow Surgery. 2010;**19**:601-608.

[59] Lee BG, Cho NS, Rhee YG. Results of arthroscopic decompression and tuberoplasty for irreparable massive rotator cuff tears. Arthroscopy. 2011;**27**:1341-1350.

[60] Walch G, Madonia G, Pozzi I, Riand N, Levigne C. Arthroscopic tenotomy of the long head of the biceps in rotator cuff ruptures. In: Gazielly DF, Gleyze P, Thomas T, editors. The cuff. Paris: Elsevier; 1997. p. 350-355.

[61] Pagnani MJ, Deng XH, Warren RF, Torzilli PA, O'Brien SJ. Role of the long head of the biceps brachii in glenohumeral stability: A biomechanical study in cadavera. Journal of Shoulder and Elbow Surgery. 1996;**5**:255-262.

[62] Walch G, Edwards TB, Boulahia A, Nove-Josserand L, Neyton L, Szabo I. Arthroscopic tenotomy of the long head of the biceps in the treatment of rotator cuff tears: Clinical and radiographic results of 307 cases. Journal of Shoulder and Elbow Surgery. 2005;**14**:238e6.

[63] Kempf JF, Gleyze P, Bonnomet F, Walch G, Mole D, Frank A, et al. A multicenter study of 210 rotator cuff tears treated by arthroscopic acromioplasty. Arthroscopy. 1999;**15**:56-66.

[64] Walch G, Edwards TB, Boulahia A, Nove-Josserand L, Neyton L, Szabo I. Arthroscopic tenotomy of the long head of the biceps in the treatment of rotator cuff tears: Clinical and radiographic results of 307 cases. Journal of Shoulder and Elbow Surgery. 2005;**14**:238-246.

[65] Wuelker N, Plitz W, Roetman B. Biomechanical data concerning the shoulder impingement syndrome. Clinical Orthopaedics and Related Research. 1994:242-249.

[66] Flatow EL, Soslowsky LJ, Ticker JB, Pawluk RJ, Hepler M, Ark J, et al. Excursion of the rotator cuff under the acromion. Patterns of subacromial contact. The American Journal of Sports Medicine. 1994;**22**:779-788.

[67] LS O, Wolf BR, Hall MP, Levy BA, Marx RG. Indications for rotator cuff repair: A systematic review. Clinical Orthopaedics and Related Research. 2007;**455**:52-63.

[68] Cofield RH, Parvizi J, Hoffmeyer PJ, Lanzer WL, Ilstrup DM, Rowland CM. Surgical repair of chronic rotator cuff tears. A prospective long-term study. Journal of Bone and Joint Surgery. American Volume. 2001;**83**:71.

[69] Burkhart SS, Nottage WM, Ogilvie-Harris DJ, Kohn HS, Pachelli A. Partial repair of irreparable rotator cuff tears. Arthroscopy. 1994;**10**:363-370.

[70] Gerber C, Schneeberger AG, Beck M, Schlegel U. Mechanical strength of repairs of the rotator cuff. Journal of Bone and Joint Surgery. British Volume (London). 1994;**76**:371-380.

[71] Gerber C, Schneeberger AG, Perren SM, Nyffeler RW. Experimental rotator cuff repair. A preliminary study. The Journal of Bone and Joint Surgery. American Volume. 1999; **81**:1281-1290.

[72] Thorsness R, Romeo A. Massive rotator cuff tears: Trends in surgical management. Trending in Orthopedics. 2016;**39**:145-151.

[73] Warner JJ. Management of massive irreparable rotator cuff tears: The role of tendon transfer. Instructional Course Lectures. 2001;**50**:63-71.

[74] Galatz LM, Connor PM, Calfee RP, Hsu JC, Yamaguchi K. Pectoralis major transfer for anterior-superior subluxation in massive rotator cuff insufficiency. Journal of Shoulder and Elbow Surgery. 2003;**12**:1-5.

[75] Wirth MA, Rockwood CA Jr. Operative treatment of irreparable rupture of the subscapularis. The Journal of Bone and Joint Surgery. American Volume. 1997;**79-5**:722-731.

[76] Resch H, Povacz P, Ritter E, et al. Transfer of the pectoralis major muscle for the treatment of irreparable rupture of the subscapularis tendon. The Journal of Bone and Joint Surgery. American Volume. 2000;**82**(3):372-382.

[77] Warner J. Management of massive irreparable rotator cuff tears: The role of tendon transfers. Instructional course lec tures. Journal of Bone and Joint Surgery. American Volume. 2001;**50**:63-71.

[78] Gerber A, Clavert P, Millett PJ, Holovacs TF, Warner JJP. Split pectoralis major and teres major tendon transfers for massive irreparable tears of the susbcapularis. Techniques in Shoulder and Elbow Surgery. 2004;**5**:5-12.

[79] Shin JJ, Saccomanno MF, Cole BJ, Romeo AA, Nicholson GP, Verma NN. Pectoralis major transfer for treatment of irreparable subscapularis tear: A systematic review. Knee Surgery, Sports Traumatology, Arthroscopy. 2016;**24**:1951-1960.

[80] Gerber C, Vinh TS, Hertel R, Hess CW. Latissimus dorsi transfer for the treatment of massive tears of the rotator cuff. A preliminary report. Clinical Orthopaedics and Related Research. 1988:51-61.

[81] Iannotti JP, Hennigan S, Herzog R, Kella S, Kelley M, Leggin B, Williams GR. Latissimus dorsi tendon transfer for irreparable posterosuperior rotator cuff tears. The Journal of Bone & Joint Surgery. 2006;**88**(2);342-348.

[82] Jermolajevas V, Kordasiewicz B. Arthroscopically assisted latissimus dorsi tendon transfer in beach-chair position. Arthroscopy Techniques. 2015;**4**(4):e359-e363.

[83] Namdari S, Voleti P, Baldwin K, Glasser D, Huffman GR. Latissimus dorsi tendon transfer for irreparable rotator cuff tears: A systematic review. The Journal of Bone and Joint Surgery. American Volume. 2012;**94**:891-898.

[84] Gerber C, Rahm SA, Catanzaro S, Farshad M, Moor BK. Latissimus dorsi tendon transfer for treatment of irreparable posterosuperior rotator cuff tears: Long-term results at a minimum follow-up of ten years. The Journal of Bone and Joint Surgery. American Volume. 2013;**95**:1920-1926.

[85] Elhassan B, Bishop A, Shin A. Trapezius transfer to restore external rotation in a patient with a brachial plexus injury. A case report. The Journal of Bone and Joint Surgery. American Volume. 2009;**91**:263-267.

[86] Hartzler RU, Barlow JD, An KN, Elhassan BT. Biomechanical effectiveness of different types of tendon transfers to the shoulder for external rotation. Journal of Shoulder and Elbow Surgery. 2012;**21**:1370-1376.

[87] Elhassan BT, Wagner ER, Werthel J-D. Outcome of lower trapezius transfer to reconstruct massive irreparable posterior-superior rotator cuff tear. Journal of Shoulder and Elbow Surgery. 2016;**25**:1346-1353.

[88] Elhassan B, Christensen TJ, Wagner ER. Feasibility of latissimus and teres major transfer to reconstruct irreparable subscapularis tendon tear: An anatomic study. Journal of Shoulder and Elbow Surgery. 2014;**23**:492-499.

[89] Savarese E, Romeo R. New solution for massive, irreparable rotator cuff tears: The subacromial "biodegradable spacer". Arthroscopy Techniques. 2012;**1**:e69-e74.

[90] Senekovic V, Poberaj B, Kovacic L, Mikek M, Adar E, Markovitz E, Maman E, Dekel A. The biodegradable spacer as a novel treatment modality for massive rotator cuff tears: A prospective study with 5-year follow-up. Archives of Orthopaedic and Trauma Surgery. 2017;**137**:95-103.

[91] Ishihara Y, Mihata T, Tamboli M, Nguyen L, Park KJ, McGarry MH, et al. Role of the superior shoulder capsule in passive stability of the glenohumeral joint. Journal of Shoulder and Elbow Surgery. 2014;**23**:642-648.

[92] Nimura A, Kato A, Yamaguchi K, Mochizuki T, Okawa A, Sugaya H, et al. The superior capsule of the shoulder joint complements the insertion of the rotator cuff. Journal of Shoulder and Elbow Surgery. 2012;**21**:867-872.

[93] Mihata T, Lee TQ, Watanabe C, Fukunishi K, Ohue M, Tsujimura T, et al. Clinical results of arthroscopic superior capsule reconstruction for irreparable rotator cuff tears. Arthroscopy. 2013;**29**:459-470.

[94] Mihata T, McGarry MH, Pirolo JM, Kinoshita M, Lee TQ. Superior capsular reconstruction to restore superior stability in irreparable rotator cuff tears: A biomechanical and cadaveric study. The American Journal of Sports Medicine. 2012;**38**:369-374.

[95] Jost B, Pfirrmann CW, Gerber C, Switzerland Z. Clinical outcome after structural failure of rotator cuff repairs. The Journal of Bone and Joint Surgery. American Volume. 2000;**82**:304-314.

[96] Klepps S, Bishop J, Lin J, et al. Prospective evaluation of the effect of rotator cuff integrity on the outcome of open rotator cuff repairs. The American Journal of Sports Medicine. 2004;**32**:1716-1722.

[97] Liu SH, Baker CL. Arthroscopically assisted rotator cuff repair: Correlation of functional results with integrity of the cuff. Arthroscopy. 1994;**10**:54-60.

[98] Slabaugh MA, Nho SJ, Grumet RC, et al. Does the literature confirm superior clinical results in radiographically healed rotator cuffs after rotator cuff repair? Arthroscopy. 2010;**26**:393-403.

[99] Steinhaus ME, Makhni EC, Cole BJ, Romeo AA, Verma NN. Outcomes after patch use in rotator cuff repair. Arthroscopy. 2016;**32**:1676-1690.

[100] Nada AN, Debnath UK, Robinson DA, Jordan C. Treatment of massive rotator-cuff tears with a polyester ligament (Dacron) augmentation: Clinical outcome. Journal of Bone and Joint Surgery. British Volume (London). 2010;**92**:1397-1402 PMID: 20884978.

[101] Hirooka A, Yoneda M, Wakaitani S, Isaka Y, Hayashida K, Fukushima S, Okamura K. Augmentation with a Gore-Tex patch for repair of large rotator cuff tears that cannot be sutured. Journal of Orthopaedic Science. 2002;**7**:451-456.

[102] Audenaert E, Van Nuffel J, Schepens A, Verhelst M, Verdonk R. Reconstruction of massive rotator cuff lesions with a synthetic interposition graft: A prospective study of 41 patients. Knee Surgery, Sports Traumatology, Arthroscopy. 2006;**14**:360-364.

[103] Ozaki J, Fujimoto S, Masuhara K, Tamai S, Yoshimoto S. Reconstruction of chronic massive rotator cuff tears with synthetic materials. Clinical Orthopaedics and Related Research. 1986;(202):173-183.

[104] Visuri T, Kiviluoto O, Eskelin M. Carbon ber for repair of the rotator cuff. A 4-year follow-up of 14 cases. Acta Orthopaedica Scandinavica. 1991;**62**:356-359.

[105] Nasca RJ. The use of freeze-dried allografts in the management of global rotator cuff tears. Clinical Orthopaedics

and Related Research. 1988;(228):218-226.

[106] Bond JL, Dopirak RM, Higgins J, Burns J, Snyder SJ. Arthroscopic replacement of massive, irreparable rotator cuff tears using a GraftJacket allograft: Technique and preliminary results. Arthroscopy. 2008;**24**:403-409 e1.

[107] Moore DR, Cain EL, Schwartz ML, Clancy WG. Allograft reconstruction for massive, irreparable rotator cuff tears. The American Journal of Sports Medicine. 2006;**34**:392-396.

[108] Ito J, Morioka T. Surgical treatment for large and massive tears of the rotator cuff. International Orthopaedics. 2003;**27**:228-231.

[109] Badhe SP, Lawrence TM, Smith FD, Lunn PG. An assessment of porcine dermal xenograft as an augmentation graft in the treatment of extensive rotator cuff tears. Journal of Shoulder and Elbow Surgery. 2008;**17**:35S-39S.

[110] Soler JA, Gidwani S, Curtis MJ. Early complications from the use of porcine dermal collagen implants (Permacol) as bridging constructs in the repair of massive rotator cuff tears. A report of 4 cases. Acta Orthopaedica Belgica. 2007;**73**:432-436.

[111] Iannotti JP, Codsi MJ, Kwon YW, Derwin K, Ciccone J, Brems JJ. Porcine small intestine submucosa augmentation of surgical repair of chronic two-tendon rotator cuff tears. A randomized, controlled trial. Journal of Bone and Joint Surgery. American volume. 2006;**88**:1238-1244.

[112] Sano H, Mineta M, Kita A, Itoi E. Tendon patch grafting using the long head of the biceps for irreparable massive rotator cuff tears. Journal of Orthopaedic Science. 2010; **15**:310-316.

[113] Rhee YG, Cho NS, Lim CT, Yi JW, Vishvanathan T. Bridging the gap in immobile massive rotator cuff tears: Augmentation using the tenotomized biceps. The American Journal of Sports Medicine. 2008;**36**:1511-1518.

[114] Mori D, Funakoshi N, Yamashita F. Arthroscopic surgery of irreparable large or massive rotator cuff tears with low-grade fatty degeneration of the infraspinatus: Patch autograft procedure versus partial repair procedure. Arthroscopy. 2013;**29**:1911-1921.

第五章
肩袖完全撕裂：基于循证的保守治疗策略

Taiceer A. Abdulwahab, William D. Murrell, Frank Z. Jenio, Navneet Bhangra, Gerard A. Malanga, Michael Stafford, Nitin B. Jain, Olivier Verborgt

译者：刘雨丰　张　彬　李小永　李　义　张永祥　魏明珠　谢宗均　彭鹏豪

审校：马　宁

摘要

　　肩袖疾病占所有肩部疼痛和重大功能残疾的10%，但有关该疾病的自然历史和治疗方法的信息有限。我们的目标是评估常用的全身性药物、物理治疗和注射的疗效和发病率的现有证据，同时评估任何负面的长期影响。尽管有一些相互矛盾的文献，但对于选择非手术治疗全层撕裂（FTT）以减少疼痛和改善功能的最佳指标似乎存在某些共识。与撕裂相关的风险包括撕裂的潜在进展、由于年龄或症状持续时间较长而导致的愈合能力减弱、肌肉萎缩和脂肪浸润。保守治疗后的手术适应证越来越明确，并且已经制定了在哪些情况下需要从最初的保守治疗向其他疗法转变的大纲。使用间充质干细胞（MSC）和其他生物制剂的优势逐渐形成，有可能完全打破目前已有的治疗肩袖撕裂（RCT）的临床路径。随着成像方式、诊断准确性和敏感性的提高，未来的从业人员将有望能够在疾病的早期进行干预。

关键词：自然转归，物理治疗，风险，肩袖，生物制剂

1　简介

　　肩袖损伤在人群中较为常见，占所有肩部疼痛和重大功能残疾的10%。尽管肩袖撕裂（RCT）相当常见，但针对该疾病的自然转归和治疗手段的信息仍较有限。RCT在疾病初期可能仅为部分撕裂（PTT），在70岁左右逐渐进展为全层撕裂（FTT）[1]。目前对于RCT的治疗尚无全面综合的NICE（British National Institute of Clinical Excellence）指南或欧洲指南，而美国骨科医师协会（AAOS）的相关总结证据性仍略显不足。通过更好地了解RCT的自然转归，由PTT到FTT的进展，以及如年龄、并发症等影响疾病进展的不同因素，我们才能更好地为患者提供最佳的治疗建议，包括康复治疗、物理治疗、全身性药物应用以及转向外科手术干预。尽管有关物理治疗和手术干预的研究显示在恢复过程中的成功，但越来越清楚的是，使用一些生物制剂在作为主要治疗方法或作为手术治疗的辅助手段时，可以增强肌腱与骨的愈

合[2]。然而，保守治疗也有风险，确定从保守治疗过渡到手术治疗的适应证并评估患者满意度是很重要的。为此，作者对最新的证据进行了严格的审查，为完整的RCT提供了最佳的循证治疗策略。

2　自然转归

为了对RCT进行适当的治疗，必须了解PTT到FTT的进展阶段以及导致症状的诱因。尽可能获取详尽的病史，包括年龄、职业、活动、惯用手、外伤史、病程、吸烟史、糖尿病和治疗期望。然后用影像学检查，特别是使用超声波和磁共振成像（MRI）来进一步补充临床检查，以进一步确定RCT的位置、大小、厚度、是否有回缩以及合并的其他肩部病变，如肱二头肌长头肌腱炎、盂唇撕裂、盂肱软骨损伤和肌肉萎缩。

有人认为，老年患者、糖尿病和骨质疏松症的患者以及吸烟者的全层撕裂修复的成功率较低[3]；但是，这一结论缺乏较强的证据。慢性撕裂的愈合由于周围脂肪浸润和肌肉萎缩可能较差[4]。全层RCT但可进行有限的活动老年患者可能能够自主处理日常生活活动。相反，一个仅有较小RCT的较为活跃的年轻患者却可能需要手术。

2.1　创伤性撕裂 vs 非创伤性撕裂

从病史中我们可以确定RCT是创伤性的还是退行性变所导致的。Hantes[5]和Petersen[6]的研究建议对于任何年龄和损伤程度的创伤性RCT，都应早期进行手术治疗，从而避免疾病进一步的进展，包括退行性变、周围肌肉的脂肪浸润与肌腱的回缩。早期手术可获得最佳的功能恢复。非创伤性（退行性）撕裂常见于年长患者，通常为较大的撕裂，伴肩袖肌腱回缩、较差质量的周围组织与脂肪浸润，除此以外，此类患者对肩关节的功能要求相对较低，因此手术效果可能不尽如人意，保守治疗可能是最佳的治疗策略。

2.2　部分到全层撕裂

PTT可能为滑囊侧或关节侧的撕裂。随着时间进展，PTT逐渐增大发展为FTT，由于肌肉回缩、脂肪浸润和肌肉萎缩而出现独特的慢性病理变化。这些改变可导致肌腱弹性和活性降低。虽然文献中PTT到FTT被描述为一个连续的过程，但这些撕裂可以不按照这个自然转归发生。在其终末阶段，盂肱关节经历了一系列的退行性改变，这一最终状态被称为肩袖撕裂性关节病。

Maman[7]报告说，根据59例患者18个月内的MRI成像，52%的FTT将增大，其稳定性大大低于PTT。每个肩部都接受了MRI检查，并在至少间隔6个月的时间内进行了二次MRI复查。在至少18个月的随访中，发现48%的撕裂大小有所增长，而在不足18个月的随访中，只有19%的撕裂变大。这与Fucentese

等[8]的研究相反，他们报告了24例拒绝手术治疗的冈上肌全层撕裂患者的研究结果，似乎是相互矛盾的。他们使用磁共振关节造影（MRA）作为初始成像方式，并在随访中使用无关节造影的MRI，并报告在初始MRA 3.5年后RCT的平均大小没有增加。

2.3　小面积撕裂 vs 大面积全层撕裂

对于更严重的肩袖撕裂来说，撕裂进一步增大的风险更大，并且肩袖肌肉发生退行性改变的风险更高。有研究小组报道，在所有的撕裂类型中，撕裂增大也与疼痛发展的风险较大有关（FTT为50%）[9]。

Fucentese等[8]开展的同一研究得出结论，65岁以下患者的冈上肌的小的孤立FTT不一定会随着时间推移而发展。Yamaguchi等[10]报道，在23例通过超声评估的患者中，5年内撕裂大小没有增加。这与Safran等[11]的纳入51例患者的一个较大的病例研究形成对比，该报告称60岁或更年轻的患者中约有一半人的FTT趋于增大。

2.4　病例人群特征

2.4.1　年龄

年龄的增长被认为是手术结果的最重要的预后因素。Gumina等[12]报道，60岁以上的患者发生撕裂的概率是60岁以下患者的2倍，而且可能发展为全层和更大的撕裂（60岁以上的患者有54%的撕裂出现这种进展，而60岁以下的患者只有17%的概率）。一组60岁以下的FTT非手术治疗的患者比老年患者有更高的撕裂进展率。根据超声成像的结果，在61例肩袖撕裂的患者中，49%的撕裂面积增加[11]。

2.4.2　性别

尽管已有广泛的研究报道男性和女性的RCT的发生率和特征基本相同[12]，然而只有Abate等[13]开展的一项专门评估绝经期妇女的研究表明，这些妇女在绝经后有较高的无症状性FTT发病率。

2.4.3　合并症

患者方面的一些因素如糖尿病、吸烟和骨质疏松症，被认为会对RCT的临床结果和愈合产生负面影响[3,14]。

2.4.4　优势手

没有明确的证据表明手的优势侧与RCT的发病与进展有关[15]；但是，一项研究表明，在150名网球运动员的优势手侧的肩关节，RCT出现率更高，这表明RCT与高能量的活动有关[16]。

2.4.5 对侧肩关节

许多报道称，已经发生RCT的患者，无论其撕裂是部分还是全层，无论撕裂大小，都会增加发生对侧RCT的风险[17-18]。Yamaguchi等[10]估计双侧全层RCT的发生率为35%，在60岁以上的人中高达50%。

2.4.6 吸烟史

众所周知，吸烟会减少微血管的灌注，可能会减少肩袖肌腱的血管灌注和愈合[19]。Baumgarten等[20]对375例经超声确认的RCT患者进行了研究（在所有出现肩痛的患者中包含了各种人口统计学的特征）。在这375例患者中，232例（62%）是吸烟者，吸烟史平均23.4年，每天吸烟1.25包。这被Bishop等[21]的系统综述所证实，在吸烟者中，肩袖退化和有症状的RCT的比例和撕裂大小都有所增加，这可能会因此增加这些患者的手术次数。然而，在这些研究中没有病例对照，因此，无法建立吸烟的时间与量和RCT的发展之间的剂量关系。

2.4.7 家族史

关于RCT的遗传倾向和遗传成分的证据有限；然而，Tashjian等[22]对美国犹他州的家谱数据库的3091例患者进行了基于人口的对照研究，其中对652例在40岁之前诊断的患者进行的亚组分析显示，患有肩袖疾病的患者在近亲和远亲（最多到三代表亲）之间存在显著的相关性。这项研究被纳入Dabija等[23]进行的系统性综述，其中包括Harvie等[24]进行的研究，其结论是被诊断为RCT患者的兄弟姐妹患全层RCT的概率是非兄弟姐妹的2倍。此外，他们确定了与RCT相关的单核苷酸多态性（SNP），表明未来发展RCT的风险，以实现预防性康复技术，以免发展出有症状的RCT[23]。

2.4.8 体位

关于体位和肩部病变之间的关系仍未有定论。例如，Gumina等[25]发现，与对照组相比，47例60岁以上的驼背症患者的肩峰下间隙减少。Yamamoto等[26]观察到65.8%的脊柱强直患者、54.3%的平背患者和48.9%的后凸畸形患者患有RCT，而只有2.9%的正常背部力线的患者患有有症状或无症状的RCT。出现这种情况的一种可能假说是，肩峰下间隙的减少是由于肩胛骨的后倾减少和运动障碍导致外在的撞击。

2.4.9 精神健康

Cho等[27]证明，多达82%的慢性肩痛患者有睡眠障碍，肩痛超过3个月的患者，抑郁症的发生率明显增加。教育程度、就业状况、疼痛程度和患者对肩部正常程度百分比的感知对完全RCT患者的情绪健康最有预测性[28]。

2.4.10　症状与疼痛

文献报道中对撕裂大小和疼痛之间的相关性有不同的看法。这些研究往往是横断面的，而不是前瞻性的观察性研究[11]。例如，Moosmayer等[29]在一项对50例患者的前瞻性研究中报告说，40%无症状的RCT出现症状和解剖结构上的恶化，而且撕裂大小的增加和肌肉质量的下降与症状的发展相关。Mall等[30]比较了无症状和有症状的RCT，确定许多无症状的FTT患者会随着时间的推移出现症状，疼痛的发展与撕裂面积的增加和肩部功能及主动活动度（ROM）的恶化有关。在这项研究中，这一现象主要见于较大的撕裂，且出现疾病的进展以及盂肱关节和肩胛骨机械功能障碍变得明显需要相当长的时间。因此，人们担心，对撕裂的保守治疗可能进一步增加疼痛的症状。Yamaguchi等[10]进行的研究支持了这一点，在其报告的45例患者中，23例（51%）患者在平均2.8年时出现症状；然而，23例中只有9例（39%）表现出更严重的撕裂；因此，这可能意味着随着时间的推移，症状可能是渐进性的，这不一定是由撕裂面积大小或进展程度决定的。

通过对400多例非创伤性、FTT患者的多项观察和横断面研究，多中心骨科研究结果系统（MOON）肩关节小组发现，疼痛和症状持续时间与RCT的严重程度没有密切关系[31-32]。最近Curry等[33]开展的一项横断面研究支持了这一点，该研究发现，在接受手术和非手术治疗的RCT患者中，疼痛和功能状态与撕裂的大小和厚度、脂肪浸润和肌肉萎缩没有关系。

2.4.11　影像学改变

有研究跟踪无症状和有症状的撕裂的进展，这些研究大多得出结论，根据超声或MRI的表现，无论是部分还是完整的RCT，均存在撕裂进一步加重的风险。然而，撕裂进一步加重不一定导致症状的进一步加重[10]。一项研究对411例患者的超声调查发现，50岁以上的患者无症状FTT的总发病率为13%，80岁以上的受试者为51%[15]。Safran等[11]报道，在2年的随访期间，在用超声检测出的61个FTT中，有5个（8%）撕裂变小。

Yang-Soo等[34]最近开展的一项研究发现，34例有症状的FTT患者中的28例（82.4%）和88例有症状的PTT患者中的23例（26.1%），在6个月至8年的随访期间，撕裂的面积增大。这一结果的临床意义在于，相对于PTT，对于保守治疗的FTT应更仔细地监测患者病情的进展。然而，应该注意到这一研究的局限性：纳入的患者是那些拒绝手术的患者（选择偏倚）。此外，由于报告结果导致的评估者偏倚也是一个因素；然而，报告MRI的肌肉骨骼放射学家对临床数据是不知情的。

这项研究得到了另一项先前描述性对比研究的支持，该研究纳入了54例患者的59个肩部，其中MRI显示有33个FTT、26个PTT和4个混合型撕裂[7]。33个FTT中的17个（52%）和26个PTT中的2个在撕裂面积上有进展。与RCT进展相关的因素是年龄大于60岁、FFT和肌肉的脂肪浸润。

因此，RCT并不总是进展的，而且FTT比PTT撕裂面积增大的概率更高。

3 物理康复治疗的有效性

物理治疗作为全层RCT的一种保守治疗方式，对改善疼痛、功能和减少致残的作用，长期以来一直存在争议。最近，有一些研究比较了物理治疗与手术干预对RCT的有效性。

一项系统性综述评估了手术与保守治疗对RCT的有效性[35]。其结论是，纳入该综述的3项随机对照试验显示，患者的临床结果没有统计学或临床学上的显著差异。需要注意其中一个限制性因素是，与Moosmayer等[36]进行的5年随访相比，其余2项研究的随访时间为1年。因此，很难得出结论，研究中的RCT的保守治疗是否进一步进展，或者手术治疗是否失败导致肩关节症状再次出现。此外，在这一系统性综述中，只有3项试验符合其纳入标准，使其难以对最终的结果进行比较。Seida[37]的系统综述也支持这一点，他的结论是没有足够的证据支持保守治疗或手术治疗对RCT的治疗更有效，并建议仍需要进一步的研究，且需要标准化的方法和纳入标准。

Moosmayer等[36]进行的第一个随机对照试验持续了5年，结果显示手术和物理治疗之间没有显著差异，因为两组之间的Constant-Murley评分（CMS）的平均差异只有5分，这被认为是低于10.4分的具有临床相关性的评分[38]。这项研究的保守组也有创伤性撕裂，这可能影响了研究结果，因为以前的研究表明，对于有创伤性撕裂和严重功能障碍的年轻患者，建议尽早进行手术干预，以避免肌腱延迟愈合或防止愈合后无法修复[39]。本研究的样本量很小，因此很难根据两个亚组的结果得出结论。在这项研究中，有9例小到中型撕裂的患者理疗失败，改用手术修复肌腱。如果物理治疗失败，手术修复肩袖对于已经难以愈合的肩袖撕裂可以延迟肌肉萎缩，防止肌腱回缩，这对于年轻的患者的急性撕裂比在老年人群中的退行性FTT更有效[40-41]。Tashijan[42]根据大小、撕裂的性质和患者的年龄制定的RCT治疗路径进一步支持了这一点，但是，目前仍缺乏足够的高质量证据。目前，仍需进一步研究来比较创伤性和非创伤性完全撕裂以及不同年龄组的治疗措施来决定初始治疗方法。此外，还需要进一步研究在采用手术干预之前，保守治疗应该持续多长时间。Abdulwahab等[43]也对这一问题进行了讨论，他们认为结束保守治疗的时间尚不清楚，但当患者表现出力量越来越弱和功能丧失越来越严重且无法通过物理治疗恢复时，很可能就需要进行手术治疗。

Heerspink等进行的另一项随机对照试验[44]只有56例患者，且结果显示手术和物理治疗之间没有统计学或临床上的显著差异，二者之间的CMS分差为10.1分。本研究中的患者均为非创伤性撕裂，与Moosmayer的随机对照试验相比，本研究的结果可能更具普适性[36]。在保守治疗组中，有更多的患者有较大的撕裂。患者的分组是随机分配的，这可能会给本研究的结果带来偏倚。要解决这一问题，仍需要将完全性撕裂从部分撕裂中独立出来，进一步研究手术干预与物理治疗的比较。此外，有必要对不同的保守干预措施和手术治疗做对比的高质量的研究，以确定RCT的最佳保守治疗。

目前的研究显示，手术修复组在1年的随访中的再撕裂发生率也很高（73%）。然而，撕裂的继续进展或肩袖修复失败可能并不一定导致患者有更多的疼痛和更差的功能，因为研究表明，大的撕裂可以是无症状的[45-46]。这种RCT的进展程度与患者的临床表现之间关联的不确定性可能无法准确反映治疗后患者的疼痛与功能情况。在这项研究中，最好的疼痛和功能结果出现于肩袖完整修复术后的末次随访，但考虑到73%的失败修复报告比保守治疗的结果稍差，在这种情况下，成功的肩袖修复的评分会很高。这种不显著的差异表明，物理治疗可能因其低廉的费用被视为一种可选择的干预措施。然而，更长的随访时间将更好地确定两种干预措施在MRI结果、疼痛、功能和经济影响方面的结果。

Kukkonen等[47]在他们的1年随访研究中得出结论，肩袖修复合并肩峰成形术和物理治疗或单独物理治疗之间没有统计学意义。只有在前3个月和6个月的患者满意度评分上有差异，未手术的两组报告的患者满意度比手术组高。这可能是由于手术组的术后限制，导致该组的不满意度更高。然而，到1年的随访时，总体结果是相同的。

总的来说，由于干预措施的性质，这3项研究均不能完全避免偏倚的风险。尽管3项试验中的保守治疗和手术干预都是标准化的，具有相同的治疗目的，但患者的应激性和症状的严重程度以及对其日常功能的影响，使治疗的强度、剂量和持续时间有所不同。这种差异使我们很难比较保守和手术方法对RCT的效果。3项试验中物理治疗的治疗策略和目的是相似的，即所有3项随机对照试验都侧重于启动静态和动态盂肱运动、肩胛肱骨运动和稳定性，并在6~12周时进一步提高进展程度。

物理康复治疗技术

关于RCT的最佳保守治疗和康复方法及其对改善RCT相关症状的作用，存在一些争论。Ainsworth等[48]将运动疗法对RCT的保守治疗进行了系统性综述。该综述无法找到任何高质量的试验，只发现了10个观察性研究和2个个案研究。该综述的主要结论是物理治疗可能有一定的益处；但是，由于试验的质量不高，区分患者疼痛程度与撕裂程度以及运动强度和剂量的方法仍不清楚。

该综述还认为，撕裂的大小并不像患者有无疼痛那么重要。前面讨论的MRI与患者的临床症状的相关性的研究结果也支持了这一点。它还强调了手术修复RCT在老年人中似乎不太成功，更倾向于保守治疗作为第一线治疗。这一观点也得到了Tashjian[42]和Levy[49]的支持，他们进一步解释说，由于老年患者更可能有多种合并症，对RCT应该采取保守管理。本研究承认，在对一些FTT患者如何具体从轻微到严重进展有更多了解之前，很难为RCT制订一个最佳的治疗和康复方案。

对于康复的重点是应该放在三角肌前束的恢复还是放在抑制肱骨头使外展时恢复肩关节上提，仍存在不同意见[50]。Levy等[49]和Ainsworth[51]根据三角肌前束工作的生物力学原理，支持三角肌前束训练。三角肌前束被认为是肱骨头的上提肌，但Gagey和Hue[52]开展的研究认为，三角肌的功能是防止肱骨头向上迁移。这一理论在目前使用Torbay运动方案的临床实践中得到了支持，而该方案是在上述研究中提出的。在Levy等开展的研究中[49]，康复计划为前6周每天锻炼3～5次，患者仰卧锻炼，然后发展到倾斜，再到站立。这项研究发现，这种技术对老年非创伤性大面积撕裂的患者是有益的。然而，这项研究没有与另一项干预措施进行比较；因此，没有进行随机分配，且只纳入17例患者，因此很难得到显著的结论。

Ainsworth等[48]进行的前瞻性随机对照研究纳入60例患者，为期1年。干预组包括三角肌前束训练以及其他治疗方式，如功能练习、本体感觉和拉伸。因此，很难确定与对照组相比，哪种具体的治疗方式对改善患者的疼痛和功能有影响，对照组的治疗包括应用超声波、劝导和类固醇注射（如果需要）。SF-36评分显示，干预组在3个月和6个月时与对照组有统计学差异，但在12个月时没有差异。尽管功能和疼痛评分有所改善，但还需要进一步研究标准化的治疗干预措施和纳入更多的患者，以支持三角肌前束训练的使用。

这项研究还强调了教育在改变患者对疼痛的认识，从而减少疼痛和残疾方面的作用，这在以前的研究中也得到了支持[53-54]。这项研究认为，仅靠建议和教育就可以减少患者因为担心进一步损伤肩关节而不敢使用肩部。这可能是对照组与干预组没有统计学差异的原因。另外，采用这种特定的三角肌前束锻炼方案的物理治疗被认为是有益的，因为它可以让患者更早地恢复日常生活活动，这可能会减少离开工作的时间和抑郁症的风险，以及改善生活质量（这些可能导致不好的预后）。未来的研究应该进一步针对三角肌前束锻炼方案进行调查。Kuhn等[55]进行了一项多中心的前瞻性队列研究，381例患者接受了为期12周的物理治疗，并进行了2年的随访。患者的依从性记录显示，从无治疗到监督和居家训练、只居家训练和只监督训练的方案都有差异。如果6周后患者不再疼痛和/或疼痛不影响他们的日常活动，那么保守治疗是成功的。只有9%的患者在6周后进行了手术，总共有15%的患者在12个月内进行了手术。在这之后，患者因RCT而进行手术的概率不高。这项研究只对非创伤性撕裂的患者进行，因此，它并不反映急性创伤性撕裂的情况。这些患者的治疗策略主要集中在运动疗法、手法治疗和冷热疗法。然而，没有设置对比干预组来确定哪种治疗方式优于另一种，而治疗师可以根据患者的个人表现来调整治疗，因此很难形成关于最有效治疗方案的结论。Edwards等[56]对目前康复过程中的治疗策略进行了回顾，并得出结论：使用三角肌前束训练可使肩部充分抬高，而不会使肱骨头向上移动。在这篇综述中，作者还指出小圆肌在发生冈下肌撕裂的肩关节外旋时可以使得肩部上抬时肱骨大结节避免撞击肩峰。目前的研究表明，每天2次，每次重复10～15次是一个常用的训练模式；然而，需要进一步研究，以证明进行这种特定类型的训练是有道理的。

目前来看，该综述所包含的研究并不完全聚焦于完全性RCT，这是由于对于完全性RCT的治疗仍缺乏证据。因此，本综述的结论是有限的。需要完成更多聚焦于完全性RCT的外科和保守治疗的研究，以进一步深入研究这种病理的最佳管理。

4　全身性药物

目前还不清楚肩袖肌腱病是否存在真正的炎症因素，以及非甾体类抗炎药（NSAIDs）是否能够解决这一病理生理学问题[57]。目前，还没有进行任何试验或研究来评估非甾体类抗炎药作为口服制剂或局部使用，或具体的其他镇痛剂在治疗完全性RCT方面的疗效。目前，仅有对一般的肩痛的相关研究[43]。一项纳入了12项研究的Meta分析认为，口服NSAIDs可使肩袖肌腱病患者的疼痛减轻，但存在胃肠道或心血管相关的风险[58]。

5　注射

使用注射治疗RCT在骨科领域并不新鲜，因为使用皮质类固醇（CS）和透明质酸钠（HA）等注射剂的做法很常见。CS和HA都是可用于减少疼痛和僵硬的可注射药物，它们对改善RCT患者的生活质量有明显的影响。

2015年的一项体外研究发现，CS注射减少了肩袖肌腱的细胞增殖，与HA注射后相比，这些肌腱的强度也随之下降[59]。同一项研究还对大鼠注射CS和HA的效果进行了研究。与体外研究一样，动物研究发现CS受试者的肩袖肌腱中的细胞凋亡、细胞增殖受到抑制，肌腱愈合延迟，生物力学强度下降[59]。

2001年进行的一项研究调查了这些药剂的临床应用效果，在接受HA注射的RCT组中，40%的人对24周随访时产生的持久效果表示满意[60]。此外，接受CS注射组中，35%的人对5周内的注射表示满意[60]。此外，另一项研究发现，与对照组相比，HA注射组的疼痛明显缓解[61]。在另一项研究中，结合HA注射和康复计划，老年患者的活动能力得到了改善[62]。当使用CS注射时，没有发现不同频率的注射组之间的差异[63]。

6　生物制剂

6.1　基础科学原理

生物制剂与上述注射剂相似，它们被注射到RCT区域，以协助肌腱的再生。生物制剂是从患者身上获得的特定蛋白质和细胞；因此，它们是针对个人的个性化产品[64]。

生物注射剂包括富含血小板的血浆（PRP），它是从患者的血液中将血小板细胞浓缩而制备的，通常是正常血液循环浓度的数倍。这种注射剂是通过标准化的制备方法产生的：从患者身上抽出血液，在离心机中旋转以分离血液的各个成分，然后将高度浓缩血小板的血浆重新注入患者的病损区域[65]。PRP的应用遵循简单的科学逻辑，因为血小板是身体通过蛋白质、细胞因子和刺激愈合的生长因子到达修复结构缺陷和损伤的主要物质。一旦血小板到达特定部位，它们就会释放不同的生长激素，引发自然再生的愈合过程[66]。已知PRP通过血小板衍生的生长因子（PDGF）、成纤维细胞生长因子和血管内皮生长因子（VEGF）等生长因子来刺激间充质干细胞（MSC）对局部区域进行反应，同时刺激肌腱干细胞分化为腱细胞，从而促进肩袖的愈合[67-68]。此外，PRP还可以协助肌肉细胞的增殖[69]，促进炎症[70]，以及使用黏附分子来修复撕裂的肌腱[71]。肌肉细胞的增殖可以使成纤维细胞和肌管的数量增加，从而减少整体的恢复时间，增加肩袖的强度[69]。从血小板释放的非生长因子，如血清素、组胺、多巴胺、钙和腺苷，有助于炎症的增殖[70]。最后，黏附分子如纤连蛋白、纤维蛋白和玻璃纤维蛋白可以通过血栓传递[71]。

间充质干细胞存在于人体的不同位置，最常于血管组织、骨髓和脂肪周围发现[72]。间充质干细胞来自从血管中分离出来的外周细胞，并成为活化的间充质干细胞[72]。像许多其他干细胞一样，这些干细胞可以增殖并最终分化成全功能的骨细胞、脂肪细胞和成纤维细胞，或保持为活化的间充质干细胞[73]。间充质干细胞既可以是免疫调节的，也可以是营养的，这有助于再生。细胞可以作为一种自体免疫反应，对抗感染破裂组织的病原体[74]。此外，间充质干细胞抑制细胞凋亡（细胞死亡）和瘢痕形成，同时刺激血管生成和有丝分裂（通过分泌有丝分裂原）[64]。由于间充质干细胞的众多功能，间充质干细胞的激活在愈合过程中是至关重要的。这些被激活的间充质干细胞为受损部位提供必要的化学物质，使其更快地自我愈合。

6.2　实验室研究

一项体外研究发现，PRP刺激了RCT的细胞增殖和腱细胞的合成[75]。在一项对大鼠进行RCT治疗的实验中，给予PRP治疗的组表现出更好的胶原蛋白线性排列。此外，研究小组在初次手术后3周进行PRP注射时发现了积极的效果[76]。

6.3　临床研究

2012年的一项临床试验发现PRP在减轻疼痛和RCT的愈合过程中起积极作用[77]。这些临床试验证明了PRP在刺激已经进行中的自然愈合过程中的效果。

再生注射疗法（RIT）的一个常用来源是骨髓抽吸物，经过离心形成浓缩物。骨髓抽吸浓缩物（BMAC）可以拥有许多不同的干细胞或祖细胞，可以帮助身体的自然自我再生过程[78]。BMAC可用于再生注射疗法，治疗各种损伤和原发疾病，也可在手术中使用。一项研究比较了BMAC注射+关节镜修复与单独的关节镜修复。在用BMAC增强的45例患者中，100%的患者在术后6个月痊愈，而45例对照组患者中，只有67%的患者痊愈。在10年的随访中发现，BMAC组有87%的患者痊愈，而对照组患者的这一比例只有44%[79]。

7 保守治疗肩袖撕裂的风险

非手术治疗作为肩袖病变患者的初始治疗，治疗范围包括肌腱病变到部分甚至完全的RCT[80]。如前所述，尽管一些综述和研究证明了非手术治疗对RCT的有效性，但保守治疗仍存在一定的风险。保守治疗的总体目标是减轻疼痛，增加活动度和力量，并最终减少患者的功能限制[81]。目前似乎已达成一项共识，即对于60岁以下的非创伤性撕裂的患者来说，保守治疗方案在最初的6～12周内是一个合理的方法。如果患者在最初的4～6周内保守治疗无效，那么这可以作为向手术治疗过渡的指标。Edwards等[56]已经证明，如果患者对保守治疗反应良好，其效果可长达2年。Tanaka等[81]回顾了文献，指出保守治疗是治疗RCT的有效方法，成功率为33%～88%。这种较大的差异似乎取决于所选择的治疗方法，以及随访期间观察和监测的指标。虽然有效，但非手术治疗的收益也伴随着进一步撕裂、肌肉萎缩、脂肪浸润、更差的手术效果以及疼痛和症状增加的风险。

Tempelhof等[15]对无症状的RCT进行了纵向研究，以提高对撕裂进展和疼痛加重的风险的理解。该研究在发现无症状的退行性撕裂后，对患者进行了中位数为5.1年的随访。他们观察到，撕裂的扩大与时间相关，越大越严重的撕裂，撕裂进一步扩大的风险越大。在224例患者中，有110例（约49%）在平均2.8年的时间内观察到这一现象。FTT比PTT撕裂扩大的概率高1.5～4倍。除了进一步撕裂的风险外，通过疼痛的出现观察到从无症状的撕裂过渡到有症状的撕裂，而进展至出现疼痛的中位时间大约是2.6年。46%的患者出现了疼痛的症状，症状的发生率与平均63%的撕裂扩大率相对应，而那些从始至终保持无症状的患者，其撕裂的大小增加了38%。

这些结果表明，FTT在几年内有可能持续扩大，这与Hsu和Keener[82]的观点一致，他们认为撕裂进展和肌肉萎缩的风险在早期就存在，但进展速度缓慢，有足够的时间尝试保守治疗[82]。他们将几种治疗方案分出了层级，根据患者的自然史和病理情况对其进行分类并推荐相应的治疗方案。Hsu和Keener[82]建立的系统包含三组，其非手术治疗的风险各不相同，并将手术的潜在益处最大化。分组是根据患者面诊时的症状分配的。在第一组中，建议对急性撕裂进行早期手术修复，而第二组中的患者最初接受保守治疗，如果对治疗没有反应，则过渡到手术治疗。此外，第三组关注的是最大限度的保守治疗，在这种情况下，患者的RCT不大可能愈合。该组通常为65岁以上有慢性撕裂和FTT的患者，显示有肌腱回缩和严重的肌肉退化。保守治疗的目标是改善患者的整体功能水平。这项研究表明，虽然这些变量有所改善，但在5年内也有50%的机会撕裂进一步加剧，特别是FTT的患者[82]。

文献中还报道了其他几项对无症状撕裂进行的超声或MRI研究[2,15,83-84]。Maman等[7]将年龄描述为撕裂进一步加剧的一大决定因素，60岁以上的患者中有54%的撕裂进一步加剧，而在60岁以下的患者中这一比例只有17%。Safran等[11]发现，FTT在年轻患者中的进展率较高，在超声下49%的撕裂面积增大。

撕裂的进展以及肌肉萎缩和脂肪浸润都与疼痛直接相关。在Moosmayer等进行的一项研究中[85]，发现与无症状组相比，这3个变量与症状的存在相关。作者比较了3cm大小的较小的撕裂的非手术治疗和手术治疗，发现随着时间的推移，撕裂的大小和结构的恶化会逐渐加剧，从而导致症状的复发和功能的减退。在患者没有症状的情况下，他们发现撕裂的进展与疼痛的出现直接相关[30]。

与这些研究不同，Fucentese等[8]发现，在非手术治疗后3.5年的随访期间，平均撕裂面积没有增加，只有25%的撕裂与最初相比进一步加剧。这项研究中存在的一个问题是，最初撕裂的平均尺寸很小，平均为1.6cm。这进一步支持了这样的观点：撕裂进展的可能性取决于撕裂的初始尺寸，较大的撕裂更有可能进一步进展。

8 从非手术治疗向手术过渡的指征

纵览诸多文献，人们发现，某些独立"风险因素"的存在也可以作为医生决定患者应当从非手术治疗转为手术治疗的指标。除了非手术治疗方案所涉及的风险和担忧外，还有一些独立因素可作为选择手术治疗的直接指征，这些因素包括患者的人口学特征、受伤的机制、撕裂的严重程度和深度、症状的持续时间以及患者对手术或非手术治疗是否有效的期望。一些研究[2,82,86]表明，在决定如何治疗患者时，患者的期望可能是最有力的指标之一。Dunn等[87]和Fucentese等[8]证明了患者的期望与保守治疗的结果之间有直接的关系。

患者的人口统计学特征也被证明与治疗方法的转变直接相关。其中较重要的因素包括患者的年龄、体重指数（BMI）和社会经济地位。有趣的是，BMI得分较高的患者更有可能采用非手术治疗，而BMI较低的患者则选择手术治疗[88]。

年龄方面，通常认为60岁以下的患者手术治疗的效果更好，因为非手术治疗有不可逆的重大风险，而进行手术修复愈合的可能性很大。人们普遍建议，对于创伤后急性撕裂的更活跃的患者，应进行手术修复，而不是从保守治疗开始[4]。在以上这种情况以及功能不佳的情况下，为了实现肩部功能的最大恢复，早期手术治疗看起来是必要的。与患者初次面诊后的时机至关重要，同时也取决于撕裂自身的相关因素以及撕裂持续的时间。Lazarides等[40]在一项系统综述中报告说，出现在40岁以下患者身上的RCT更多的是FTT，而且是外伤性的。由于修复时肌腱和肌肉质量良好，这些患者通常对手术的疼痛缓解反应良好。

对"早期"修复的定义往往不明确。Bjornsson等[89]认为，急性撕裂在受伤后的前3个月内进行修复，与在前3周内进行固定，在肌腱愈合、疼痛、肩部抬高或功能结果方面没有区别。然而，如果症状持续超过1年，并已出现功能障碍，那么在FTT患者中，手术成功的期望值会更低[56]。60岁以上的患者发生更大的撕裂的概率是60岁以下患者的2倍。60岁以后，每过10年，撕裂增大的概率就会增加2.69倍[90]。

重要的是，损伤的机制在手术治疗的决策中起着重要的作用。Schmidt和Morrey[91]描述了对各种治疗方案的"适当性"的衡量，以协助RCT治疗，这取决于每种方法的相关收益和风险。这个尺度被称为适当使用标准（AUC），它主要是由一个骨科医生组成的投票小组制定的。这个小组根据目前的文献确定一种治疗的"适当性"水平。AUC确定，如果一种治疗的收益大于风险，则被视为"适当"；如果差异为0，则被视为"可能适当"；如果风险大于收益，则被视为"几乎不适当"。倾向于非手术治疗的一个重要指标包括患者在最初尝试保守治疗时表现出的初始反应。如果患者有积极的反应，那么他们就会继续接受非手术治疗。相反，如果最初的试验性保守治疗没有效果，那么就会建议进行手术治疗。"可能适当"是指患者对保守治疗有积极的反应，受伤前是健康的，有中度到重度的疼痛，也包括部分对非手术治疗方法没有反应的患者。确定保守治疗方案是否成功的时间长度通常为12周。超过这个时间，人们即开始担忧撕裂进一步加剧的风险。此外，作者表明，对于疼痛程度较高的患者，他们更有可能建议进行手术。

如果在保守治疗失败的情况下需要手术，60岁以后肌腱愈合的概率就会大大降低[92]。在部分病例中，手术可能仅限于简单的关节镜下的肱二头肌长头腱切断术，而不对肩袖进行修复，这种手术方式可以很好地缓解老年人的疼痛和恢复肩关节功能[93]。在其他情况下，尽管年龄较大，修复肩袖可能仍然是一种选择，患者的主观满意度很高[94]。

9 患者满意度指数

在Baydar等纳入20例患者的一项研究中[86]，保守治疗后6个月，55%的患者报告说他们"比之前好多了"，45%说他们"比之前好了"。在1年的随访中，50%的人评价自己"比之前好多了"，40%的人评价自己"比之前好了"。在3年的随访中也观察到这种趋势。

Kuhn等[55]进行了一项为期3个月的研究，发现物理治疗能明显改善疼痛、功能和ROM。Wirth等[95]对60例患者进行了类似的研究，并进行了2年的随访。通过进行美国肩肘外科评分（ASES）和UCLA评分，发现患者在疼痛评分、力量和ROM有明显的改善。

Boorman等[96]发现75%的患者通过保守治疗获得了成功。他们指出，基线肩袖生活质量指数（RC-QOL）评分是治疗结果的一个重要预测因素。在2年的随访中，89%的患者维持了治疗3个月后相同的结果。即使是疼痛加剧和撕裂进展的受试者，其功能评分也有显著增加。

10 讨论

总的来说，RCT在所有年龄组的人群中都很普遍。FTT常见于外伤后急性损伤，也可以是一种退行性改变。我们已经研究了其遗传影响、合并症以及撕裂大小、症状和疼痛之间的复杂关系。虽然不同文献的结论并不一致，但对于选择非手术治疗FTT的最佳指征似乎达成了一些共识。目前已建立的物理治疗技术包括三角肌前束训练，以使肩部充分抬高而不至于肱骨头向上移位，以及小圆肌训练，以使肱骨大结节在肩部抬高时能避免撞击肩峰。最适合保守治疗的包括那些60岁以上的慢性退行性撕裂且对功能需求不高，手术治疗也不太可能痊愈的患者。在这种情况下，治疗的目标是改善功能和ROM。这类患者所面临的相关风险包括撕裂的潜在恶化、由于年龄或症状持续时间较长而导致的愈合能力减弱、肌肉萎缩和脂肪浸润。此外，人们注意到这一群体手术治疗的效果不佳。此外，从保守治疗后向手术过渡的适应证也越来越明确，并且制定了关于在什么情况下需要从最初的保守治疗向手术过渡的大致纲要。如果患者在保守治疗的前6～12周内反应较差，并且年龄小于60岁，活动量较大，有健康的肌腱和肌肉环境，那么就应进行早期手术治疗。总的来说，患者的满意度指数，特别是功能评分，如RC-QOL评分，显示了患者在保守治疗后的2年内表示持续满意。

尽管使用注射和生物制剂来专门治疗RCT的实验较为有限，但现有的文献显示其在进行初始治疗、辅助治疗和与外科手术共同治疗方面效果喜人。CS和HA注射在减少疼痛和改善功能方面起到一定效果。从经济的角度来看，注射是较为实用的，因为使用的药品很常见，而且与手术干预相比，价格相对较低。这些注射剂在改善RCT症状方面表现出一定的效果。

使用间充质干细胞、PRP和其他生物制剂的优势仍在进一步增加，且有可能改变目前促进RCT愈合的保守和手术治疗方案。随着成像方式、诊断准确性和敏感性的提高，未来的医生将有望在疾病发病周期的早期进行干预。PRP可能是肌腱病或PTT愈合过程中的一种有效方法和策略。有了标准化的准备工作流程和治疗方案，只需要很短的时间来评估、准备和治疗患者（不到30min）。PRP真正的好处（目前还没有完全实现）是遵循基本的生物学原理，因为它会释放几种生长激素来刺激愈合过程。PRP也促使间充质干细胞激活，创造一个独特的再生环境，调节免疫系统反应，促进营养、抗瘢痕和细胞增殖，在理论上进一步帮助愈合过程。再生注射疗法为患者提供他们身体产生的特定细胞和蛋白质，从而在损伤和/或退化的部位创造一个愈合环境。需要在基础科学、转化以及高质量的临床试验方面进行更深入的研究，以进一步阐明这一非常令人激动和可能引起巨大改变的技术。

作者信息

Taiceer A. Abdulwahab[1*], William D. Murrell[2], Frank Z. Jenio[2], Navneet Bhangra[3], Gerard A. Malanga[4], Michael Staffor[4], Nitin B. Jain[5] and Olivier Verborgt[6]

*: Address all correspondence to: taiceer.abdulwahab@doctors.org.uk

1: Department of Orthopaedic Surgery, Mediclinic City Hospital, Dubai, United Arab Emirates

2: Sapphire Surgery and Medical Centre, Emirates Hospitals Group, Dubai, United Arab Emirates

3: Mediclinic Mirdif, Dubai, United Arab Emirates

4: Rutgers School of Medicine – New Jersey Medical School, New Jersey, USA

5: Vanderbilt University School of Medicine, Nashville, USA6 AZ Monica Hospital, Antwerp, Belgium

6: AZ Monica Hospital, Antwerp, Belgium

参考文献

[1] Murrell WD, Anz AW, Badsha H, Bennett WF, Boykin RE, Caplan AI. Regenerative treatments to enhance orthopedic surgical outcome. Physical Medicine and Rehabilitation. 2015;7:S41-S52. DOI: 10.1016/j.pmrj.2015.01.015.

[2] Milgrom C, Schaffler M, Gilbert S, van Holsbeeck M. Rotator-cuff changes in asymptomatic adults. The effect of age, hand dominance and gender. Journal of Bone and Joint Surgery (British). 1995;77(2):296-298.

[3] Chung SW, Oh JH, Gong HS, Kim JY, Kim SH. Factors affecting rotator cuff healing after arthroscopic repair: Osteoporosis as one of the independent risk factors. The American Journal of Sports Medicine. 2011;39(10):2099-2107.

[4] Dwyer T, Razmjou H, Henry P, Gosselin-Fournier S, Holtby R. Association between preoperative magnetic resonance imaging and reparability of large and massive rotator cuff tears. Knee Surgery, Sports Traumatology, Arthroscopy. 2015;23(2):415-422.

[5] Hantes ME, Karidakis GK, Vlychou M, et al. A comparison of early versus delayed repair of traumatic rotator cuff tears. Knee Surgery, Sports Traumatology, Arthroscopy. 2011;19:1766-1770.

[6] Petersen SA, Murphy TP. The timing of rotator cuff repair for the restoration of function. Journal of Shoulder and Elbow Surgery. 2011;20:62-68.

[7] Maman E, Harris C, White L, et al. Outcome of nonoperative treatment of symptomatic rotator cuff tears monitored by magnetic resonance imaging. The Journal of Bone and Joint Surgery. American Volume. 2009;91:1898-1906.

[8] Fucentese SF, von Roll AL, Pfirrmann CW, et al. Evolution of non- operatively treated symptomatic isolated full-thickness supraspinatus tears. The Journal of Bone and Joint Surgery. American Volume. 2012;94:801-808.

[9] Keener JD, Galatz LM, Teefey SA, et al. A prospective evaluation of survivorship of asymptomatic degenerative rotator cuff tears. The Journal of Bone and Joint Surgery. American Volume. 2015;97(2):89-98.

[10] Yamaguchi K, Tetro AM, Blam O, Evanoff BA, Teefey SA, Middleton WD. Natural history of asymptomatic rotator cuff tears: A longitudinal analysis of asymptomatic tears detected sonographically. Journal of Shoulder and Elbow Surgery. 2001;10(3):199-203.

[11] Safran O, Schroeder J, Bloom R, Weil Y, Milgrom C. Natural history of nonoperatively treated symptomatic rotator cuff tears in patients 60 years old or younger. The American Journal of Sports Medicine. 2011;39(4):710-714.

[12] Gumina S, Carbone S, Campagna V, Candela V, Sacchetti FM, Giannicola G. The impact of aging on rotator cuff tear size. Musculoskeletal Surgery. 2013;97(Suppl 1): 69-72.

[13] Abate M, Schiavone C, Di Carlo L, Salini V. Prevalence of and risk factors for asymptomatic rotator cuff tears in postmenopausal women. Menopause. 2014;21:275-280.

[14] Clement ND, Hallett A, MacDonald D, Howie C, McBirnie J. Does diabetes affect outcome after arthroscopic repair of the rotator cuff? Journal of Bone and Joint Surgery (British). 2010;92(8):1112-1117.

[15] Tempelhof S, Rupp S, Seil R. Age-related prevalence of rotator cuff tears in asymptomatic shoulders. Journal of Shoulder and Elbow Surgery. 1999;8:296-299.

[16] Brasseur JL, Lucidarme O, Tardieu M, Tordeur M, Montalvan B, Parier J, Le Goux P, Gires A, Grenier P. Ultrasonographic rotator cuff changes in veteran tennis players: The effect of hand dominance and comparison with clinical findings. European Radiology. 2004;14:857-864.

[17] Liem D, Buschmann VE, Schmidt C, Gosheger G, Vogler T, Schulte TL, Balke M. The prevalence of rotator cuff tears: Is the contralateral shoulder at risk? The American Journal of Sports Medicine. 2014;42:826-830.

[18] Ro KH, Park JH, Lee SH, Song DI, Jeong HJ, Jeong WK. Status of the contralateral rotator cuff in patients undergoing rotator cuff repair. The American Journal of Sports Medicine. 2015;**43**:1091-1098.

[19] Carbone S, Gumina S, Arceri V, Campagna V, Fagnani C, Postacchini F. The impact of preoperative smoking habit on rotator cuff tear: Cigarette smoking influences rotator cuff tear sizes. Journal of Shoulder and Elbow Surgery. 2012;**21**:56-60.

[20] Baumgarten KM, Gerlach D, Galatz LM, Teefey SA, Middleton WD, Ditsios K, Yamaguchi K. Cigarette smoking increases the risk for rotator cuff tears. Clinical Orthopaedics and Related Research. 2010;**468**:1534-1541.

[21] Bishop JY, SantiagoTorres JE, Rimmke N, Flanigan DC. Smoking predisposes to rotator cuff pathology and shoulder dysfunction: A systematic review. Arthroscopy. 2015;**31**:1598-1605.

[22] Tashjian R, Farnham J, Albright F, Teerlink C, Cannon-Albright L. Evidence for an inherited predisposition contributing to the risk for rotator cuff. The Journal of Bone and Joint Surgery. 2009;**91**(5):1136-1142.

[23] Dabija D, Gao C, Edwards T, Kuhn J, Jain N. Genetic and familial predisposition to rotator cuff disease: A systematic review. Journal of Shoulder and Elbow Surgery. 2017;**26**(6):1103-1112.

[24] Harvie P, Ostlere S, Teh J, Mcnally E, Clipsham K, Burston B, Pollard T, Carr A. Genetic influences in the aetiology of tears of the rotator cuff. The Journal of Bone and Joint Surgery. 2004;**86**(5):696-700.

[25] Gumina S, Di Giorgio G, Postacchini F, Postacchini R. Suba cromial space in adult patients with thoracic hyperkyphosis and in healthy volunteers. Chirurgia Degli Organi di Movimento. 2008;**91**:93-96.

[26] Yamamoto A, Takagishi K, Kobayashi T, Shitara H, Ichinose T, Takasawa E, Shimoyama D, Osawa T. The impact of faulty posture on rotator cuff tears with and without symptoms. Journal of Shoulder and Elbow Surgery. 2015;**24**:446-452.

[27] Cho CH, Jung SW, Park JY, Song KS, Yu KI. Is shoulder pain for three months or longer correlated with depression, anxiety, and sleep disturbance? Journal of Shoulder and Elbow Surgery. 2013;**22**:222-228.

[28] Barlow J, Bishop J, Dunn W, Kuhn J. What factors are predictors of emotional health in patients with full-thickness rotator cuff tears? Journal of Shoulder and Elbow Surgery. 2016;**25**(11):1769-1773.

[29] Moosmayer S, Tariq R, Stiris M, et al. The natural history of asymptomatic rotator cuff tears: A three-year follow-up of fifty cases. The Journal of Bone and Joint Surgery. American Volume. 2013;**95**:1249-1255.

[30] Mall NA, Kim HM, Keener JD, et al. Symptomatic progression of asymptomatic rotator cuff tears: A prospective study of clinical and sonographic variables. The Journal of Bone and Joint Surgery. American Volume. 2010;**92**:2623-2633.

[31] Group MS, Unruh KP, Kuhn JE, et al. The duration of symptoms does not correlate with rotator cuff tear severity or other patient-related features: A cross-sectional study of patients with atraumatic, full-thickness rotator cuff tears. Journal of Shoulder and Elbow Surgery. 2014;**23**:1052-1058.

[32] Dunn W, Kuhn J, Sanders R, An Q, Baumgarten K, Bishop J, Brophy R, Carey J, Holloway G, Jones G, Ma C, Marx R, McCarty E, Poddar S, Smith M, Spencer E, Vidal A, Wolf B, Wright R. Symptoms of pain do not correlate with rotator cuff tear severity. The Journal of Bone & Joint Surgery, 2014;**96**(10):793-800.

[33] Curry EJ, Matzkin E, Dong Y, Higgins LD, Katz JN, Jain NB. Structural characteristics are not associated with pain and function in rotator cuff tears: The ROW cohort study. Orthopaedic Journal of Sports Medicine. 2015;**3**(5):1-7.

[34] Kim Y, Kim S, Bae S, Lee H, Jee W, Park C. Tear progression of symptomatic full-thickness and partial-thickness rotator cuff tears as measured by repeated MRI. Knee Surgery, Sports Traumatology, Arthroscopy. 2016;**25**(7):2073-2080.

[35] Ryösä A, Laimi K, Äärimaa V, Lehtimäki K, Kukkonen J, Saltychev M. Surgery or conservative treatment for rotator cuff tear: A meta-analysis. Disability and Rehabilitation. 2016;**39**(14):1357-1363.

[36] Moosmayer S, Lund G, Seljom US, Haldorsen B, Svege IC, Hennig T, et al. Tendon repair compared with physiotherapy in the treatment of rotator cuff tears. The Journal of Bone and Joint Surgery. American Volume. 2014;**96**:1504-1514. DOI: 10.2106/jbjs.m.01393.

[37] Seida JC, Jennifer C. Systematic review: Nonoperative and operative treatments for rotator cuff tears. Annals of Internal Medicine. 2010;**153**(4):246.

[38] Kukkonen J, Kauko T, Vahlberg Hlberg T, Joukainen A, Aarimaa V. Investigating minimal clinical importance difference for Constant Score in patients undergoing rotator cuff surgery. Journal of Shoulder and Elbow Surgery. 2013 Dec;**22**(12):1650-1655.

[39] Habermeyer P, Schuller U, Wiedemann E. The intra-articular pressure of the shoulder: An experimental study on the role of the glenoid labrum in stabilizing the joint. Arthroscopy: The Journal of Arthroscopic & Related Surgery. 1992;**8**:166-172.

[40] Lazarides AL Alentorn-Geli E Choi JHJ, et al. Rotator cuff tears in young patients: A different disease than rotator cuff tears in elderly patients. Journal of Shoulder and Elbow Surgery. 2015;**24**(11):1834-1843.

[41] Clement, et al. Sports medicine arthroscopy rehabilitation. Therapy & Technology. 2012;**4**:48.

[42] Tashijan RZ. Epidemiology, natural history and indications for treatment of rotator cuff tears. Clinics in Sports Medicine. 2012;**31**(4):589-604.

[43] Abdulwahab T, Betancourt J, Hassan F. Initial treatment of complete rotator cuff tear and transition to surgical treatment: Systematic review of the evidence. Muscles, Ligaments and Tendons Journal. 2016;**6**(1):35-47.

[44] Heerspink FOL, Raay JJV, Koorevaar RC, Eerden PJV, Westerbeek RE, van't Riet E, et al. Comparing surgical repair with conservative treatment for degenerative rotator cuff tears: A randomized controlled trial. Journal of Shoulder and Elbow Surgery. 2015;**24**:1274-1281.

[45] Shibany Hibany N, Zehetgruber H, Kainberger F, et al. Rotator cuff tears in asymptoatic individuals: A clinical and ultrasonographic screeening study. European Journal of Radiology. 2004;**51**(3):263-268.

[46] Schibany N, Zehetgruber H, Kainberger F, Wurnig C, Ba-Ssalamah A, Herneth A, et al. Rotator cuff tears in asymptomatic individuals: A clinical and ultrasonographic screening study. European Journal of Radiology. 2004;**51**:263-268.

[47] Kukkonen J, Joukainen A, Lehtinen J, Mattila K.T, Tuominen EKJ, Kauko T, Aarimaa V. Treatment of non-traumatic rotator cuff tears A randomised controlled trials with one year clinical results. The Bone and Joint Journal. 2014;**96**(1):75-81.

[48] Ainsworth R, Lewis J, Conboy V. A prospective randomised placebo controlled clinical trial of a rehabilitation programme for patients with a diagnosis of massive rotator cuff tears of the shoulder. Journal of the British Elbow and Shoulder Society. 2009;**1**:55-60.

[49] Levy O, Mllett H, Roberts S, Copeland S. The role of anterior deltoid reeducation in patients with massive irreparable degenerative rotator cuff tears. Journal of Shoulder and Elbow Surgery. 2008;**17**:863-870.

[50] Koubaa S, Ben Salah FZ, Lebib S, et al. Conservative management of full thickness rotator cuff tears: A prospective study of 24 patients. Annales de Réadaptation et de Médecine Physique. 2006;**6**(2):24-27.

[51] Ainsworth R. Physiotherapy rehabilitation in patients with massive, irreparable rotator cuff tears. Musculoskeletal Care. 2006;**4**(3):140-151.

[52] Gagey O, Hue E. Mechanics of the deltoid muscle. A new approach. Clinical Orthopaedics. 2000;**375**:250-257.

[53] Moseley GL. Combined physiotherapy and education is effective for chronic low back pain. A randomised controlled trial. Australian Journal of Physiotherapy. 2002;**48**:297-302.

[54] Moseley GL. Joining forces – combining cognition-targeted motor control training with group or individual pain

physiology education: A successful treatment for chronic low back pain. The Journal of Manual and Manipulative Therapy. 2003;**11**:88-89.

[55] Kuhn JE, Dunn WR, Sanders R, et al. Effectiveness of physical therapy in treating atraumatic full-thickness rotator cuff tears: A multicenter prospective cohort study. Journal of Shoulder and Elbow Surgery. 2013;**22**:1371-1379.

[56] Edwards P, Ebert J, Joss B, Bhabra G, Ackland T, Wang A. Exercise rehabilitation in the non-operative management of rotator cuff tears: A review of the literature. The International Journal of Sports Physical Therapy. 2016;**11**(2):279-294.

[57] Andres BM, Murrell GA. Treatment of tendinopathy: What works, what does not, and what is on the horizon. Clinical Orthopaedics and Related Research. 2008;**466**:1539-1554.

[58] Boudreault J, Desmeules F, Roy J, Dionne C, Fremont P, Macdermid J. The efficacy of oral non-steroidal anti-inflammatory drugs for rotator cuff tendinopathy: A systematic review and meta-analysis. Journal of Rehabilitation Medicine. 2014;**46**(4):294-306.

[59] Nakamura H, Gotoh M, Kanazawa T, Ohta K, Nakamura K, Honda H, et al. Effects of corticosteroids and hyaluronic acid on torn rotator cuff tendons in vitro and in rats. Journal of Orthopaedic Research. 2015;**33**(10):1523-1530.

[60] Shibata Y, Midorikawa K, Emoto G, Naito M. Clinical evaluation of sodium hyaluronate for the treatment of patients with rotator cuff tears. Journal of Shoulder and Elbow Surgery. 2001;**19**(1):116-120.

[61] Blaine T, Moskowitz R, Udell J, et al. Treatment of persistent shoulder pain with sodium hyaluronate: A randomized, controlled trial. The Journal of Bone and Joint Surgery. American Volume. 2008;**90**(5):970-979.

[62] Costantino C, Ovirri S. Rehabilitative and infiltrative treatment with hyaluronic acid in elderly patients with rotator cuff tears. Acta Biomed. 2009;**80**(3):225-229.

[63] Gialanella B, Bertolinelli B. Corticosteroids injection in rotator cuff tears in elderly patient: Pain outcome prediction. Geriatrics and Gerontology International Journal. 2013;**13**(4):993-1001.

[64] Caplan Al. Mesenchymal stem cells. Journal of Orthopaedic Research. 1991;**9**:641-650.

[65] Amable P, Carias R, Teixeira M, da Cruz Pacheco Í, Corrêa do Amaral R, Granjeiro J, et al. Platelet-rich plasma preparation for regenerative medicine: Optimization and quantification of cytokines and growth factors. Stem Cell Research & Therapy. 2013;**4**(3):67.

[66] Mehta S, Watson JT. Platelet-rich concentrate: Basic science and clinical applications. Journal of Orthopaedic Trauma. 2008;**22**:432-438.

[67] Bennett NT, Schultz GS. Growth factors and wound healing: Biochemical properties of growth factors and their receptors. American Journal of Surgery. 1993;**165**:728-737.

[68] Zhang J, Wang J. Platelet-rich releasate promotes differentiation of tendon stem cells in tendon cells. The American Journal of Sports Medicine. 2010;**38**:2477-2486.

[69] Takase F, Inui A, Mifune Y, Sakata R, Muto T, Harada Y, Ueda Y, Kokubu T, Kurosaka M. Effect of platelet-rich plasma on degeneration change of rotator cuff muscles: In vitro and in vivo evaluations. Journal of Orthopaedic Research. 2017.

[70] Boswell SG, Cole BJ, Sundman EA, Karas V, Fortier LA. Platelet-rich plasma: A milieu of bioactive factors. Arthroscopy. 2012;**28**:429-439.

[71] Hall MP, Band PA, Meislin RJ, Jazrawi LM, Cardone DA. Platelet-rich plasma: Current concepts and application in sports medicine. The Journal of the American Academy of Orthopaedic Surgeons. 2009;**17**:602-608.

[72] Crisan M, Yap S, Casteila L, et al. A perivascular origin for mesenchymal stem cells in multiple human organs. Cell Stem Cell. 2008;**3**:301-313.

[73] Cesselli D, Beltrami AP, Rigo S, et al. Multipotent progenitor cells are present in human peripheral blood. Circulation Research. 2009;**104**:1225-1234.

[74] Murphy MB, Moncivais K, Caplan AL. Mesenchymal stem cells: Environmentally responsive therapeutics for regenerative medicine. Experimental & Molecular Medicine. 2013;**45**:e54.

[75] Jo C, Kim J, Yoon K, Shin S. Platelet-rich plasma stimulates cell proliferation and enhances matrix gene expression and synthesis in tenocytes from human rotator cuff tendons with degenerative tears. The American Journal of Sports Medicine. 2012;**40**(5):1035-1045.

[76] Beck J, Evans D, Tonino PM, Yong S, Callaci JJ. The biomechanical and histologic effects of platelet-rich plasma on rat rotator cuff repairs. The American Journal of Sports Medicine. 2012;**40**:2037-2044.

[77] Gumina S, Campagna V, Ferrazza G, Giannicola G, Fratalocchi F, Milani A, Postacchini F. Use of platelet-leukocyte membrane in arthroscopic repair of large rotator cuff tears. The Journal of Bone and Joint Surgery-American Volume. 2012;**94**(15):1345-1352.

[78] Caplan Al. All MSCs are pericytes? Cell Stem Cell. 2008;**3**:229-230.

[79] Heringou P, Flouzat Lachaniette CH, Delambre J, et al. Biologic augmentation of rotator cuff repair with mesenchymal stem cells during arthroscopy improves healing and prevents further tears: A case-controlled study. International Orthopaedics. 2014;**38**:1811-1818.

[80] Sambandam SN, Khanna V, Gul A, Mornasamy V. Rotator cuff tears: An evidence based approach. World Journal of Orthopedics. 2015;**6**(11):902-918. DOI: 10.5312/wjo.v6.i11.902.

[81] Tanaka M, Itoi E, Sato K, Hamada J, Hitachi S, Tojo Y, Tabata S. Factors related to successful outcome of conservative treatment for rotator cuff tears. Upsala Journal of Medical Sciences. 2010;**115**:193-200.

[82] Hsu J, Keener J. Natural history of rotator cuff disease and implications on management. Operative Techniques in Orthopaedics. 2015;**25**:1-9. DOI: 10.1053/j.oto.2014.11.006.

[83] Reilly P, Macleod I, Macfarlane R, Windley J, Emery RJ. Dead men and radiologists don't lie: A review of cadaveric and radiological studies of rotator cuff tear prevalence. Annals of the Royal College of Surgeons of England. 2006;**88**:116-121.

[84] Sher JS, Uribe JW, Posada A. Abnormal findings on magnetic resonance images of asymptomatic shoulders. The Journal of Bone and Joint Surgery. American Volume. 1995;**77**:10-15.

[85] Moosmayer S, Smith HJ, Tariq R, Larmo A. Prevalence and characteristics of asymptomatic tears of the rotator cuff: An ultrasonographic and clinical study. The Journal of Bone and Joint Surgery. British Volume. 2009;**91**(2):196-200.

[86] Baydar M, Akalin E, El O, Gulbahar S, Bircan C, Akgul O, Manisali M, Torun Orhan B, Kizil R. The efficacy of conservative treatment in patients with full-thickness rotator cuff tears. Rheumatology International. 2008;**29**(6):623-628.

[87] Dunn WR, Schackman BR, Walsh C, et al. Variation in orthopaedic surgeons' perceptions about the indications for rotator cuff surgery. The Journal of Bone and Joint Surgery. American Volume. 2005;**87**(9):1978-1984.

[88] Kweon C, Gagnier J, Robbins C, Bedi A, Carpenter J, Miller B. Surgical versus nonsurgical management of rotator cuff tears: Predictors of treatment allocation. The American Journal of Sports Medicine. 2015;**43**(10):2368-2372.

[89] Björnsson H, Norlin R, Johansson K, Adolfsson L. The influence of age, delay of repair, and tendon involvement in acute rotator cuff tears. Acta Orthopaedica. 2011;**82**(2):187-192.

[90] Merolla G, Paladini P, Saporito M, Porcellini G. Conservative management of rotator cuff tears: Literature review and proposal for a prognostic. Prediction Score. Muscles Ligaments Tendons Journal. 2011;**1**(1):12-19.

[91] Schmidt C, Morrey B. Management of full-thickness rotator cuff tears: Appropriate use criteria. Journal of

Shoulder and Elbow Surgery. 2017;**24**(12):1860-1867.

[92] Paxton ES, Teefey SA, Dahiya N, Keener JD, Yamaguchi K, Galatz LM. Clinical and radiographic outcomes of failed repairs of large or massive rotator cuff tears: Minimum ten-year follow-up. The Journal of Bone and Joint Surgery. American Volume. 2013 Apr 3;**95**(7):627-632.

[93] Walch G, Edwards TB, Boulahia A, Nové-Josserand L, Neyton L, Szabo I. Arthroscopic tenotomy of the long head of the biceps in the treatment of rotator cuff tears: Clinical and radiographic results of 307 cases. Journal of Shoulder and Elbow Surgery. 2005 May–Jun;**14**(3):238-246.

[94] Park JG, Cho NS, Song JH, Baek JH, Jeong HY, Rhee YG. Rotator cuff repair in patients over 75 years of age: Clinical outcome and repair integrity. Clinics in Orthopedic Surgery. 2016 Dec;**8**(4):420-427.

[95] Wirth MA, Basamania C, Rockwood CA. Nonoperative management of full-thickness tears of the rotator cuff. The Orthopedic Clinics of North America. 1997;**28**(1):59-67.

[96] Boorman RS, More KD, Hollinshead RM, Wiley JP, Brett K, Mohtadi NG, Nelson AA, Lo IK, Bryant D. The rotator cuff quality-of-life index predicts the outcome of nonoperative treatment of patients with a chronic rotator cuff tear. The Journal of Bone and Joint Surgery. American Volume. 2014;**96**(22):1883-1888.

第六章
反式全肩关节置换术的近期疗效

Sydney C. Cryder, Samuel E. Perry, Elizabeth A. Beverly

译者：刘春杰　王德欣　刘龙金　丁振声　徐　谦　王　懿　唐　昊

审校：安佰京　李　威　程　实

摘要

反式全肩关节置换术（RTSA）是一种常用的治疗方法，用于肩袖损伤、肩关节炎、复杂骨折和失败的全肩关节置换术，它能够减轻疼痛，增加活动范围和功能。RTSA可显著改善功能、疼痛和满意度，但我们仍需要让患者对预期改善的时间、最佳表现、平台期以及负面结果的潜在风险有所预知。与任何外科手术一样，患者存在术中、围手术期、短期和长期并发症的风险。因此，本章的目的是讨论RTSA患者术后的短期和长期并发症、疗效指标和随访时间。此外，我们为RTSA的短期和长期结果之间的分界点提供了建议。

关键词：反式全肩关节置换术，关节假体，肩关节，肩袖，短期结果，长期结果

1　简介

1985年，Paul Grammont博士推出了一种新的反式全肩关节假体系统，该系统通过关注4个关键特征来彻底改变该领域：①假体必须具有固有的稳定性；②三角肌的杠杆臂必须从运动开始起就有效；③关节盂球必须大，肱骨衬托必须小，以形成限制性关节；④旋转中心相对于关节盂表面必须是固定的、中间化的和远端化的[1-2]。直到今天，其核心功能仍然是主流。当然，自1985年以来，现代假体已经进行了改进，以避免肩胛骨缺口和大结节与喙肩弓之间的撞击，并最大化压缩力而最小化剪切力[2-3]。

这些进步直接促进了反式全肩关节置换术（RTSA）的应用[4]。事实上，在过去的10年中，美国RTSA的数量几乎增加了2倍[5]。RTSA是一种常用的治疗方法，用于肩袖损伤、肩关节关节炎、复杂骨折和失败的全肩关节置换术，它能够减轻疼痛，增加活动范围和功能。RTSA可显著改善功能、疼痛和满意度，但需要让患者对何时改善、最佳表现和停滞期以及负面结果的潜在风险给予现实的期望。与任何外科手术一样，患者存在术中、围手术期、短期和长期并发症的风险。因此，本章的目的是讨论接受RTSA患者的短期和长期并发症、疗效指标和随访时间。此外，我们为RTSA的短期和长期结果之间的分界点提供了建议。

RTSA可改善肩关节疾病、移位的肱骨近端骨折、肩袖撕裂性关节病、严重不可修复的肩袖撕裂、类风湿关节炎和肩关节置换术失败患者的活动范围和功能[1-3,6-8]。

2　外科手术方法

RTSA的手术技术可通过两种入路完成：三角肌胸侧入路和上外侧入路[3,9]。三角肌入路是最常见的，需要经验丰富的外科医生施行[10]。该手术技术首先在三角肌胸大肌间隙上切口，保留头静脉，然后在完好无损的情况下对肱二头肌腱和肩胛下肌进行肌腱切断[3,11-12]。接下来，切开关节囊，暴露肱骨头，进行肱骨头截骨术。然后，将肱骨头扩孔并拉开。随后，暴露肩胛盂，切除盂唇。用于关节盂铰刀的导丝置于下方，使关节盂底板与固有关节盂边缘的下方边缘齐平，这将有助于减少肩胛骨切迹的风险。通过在基底钢板位置增加一个下倾角，可以降低肩胛骨切口的风险，从而提高压缩力，并有助于避免对关节盂部件施加剪切力。将底板击打到位，并用螺钉将底板牢固地固定在患者的关节盂上。然后用莫尔斯锥固定装置将选定的假体固定在底板上。选择合适大小的盂颈有多方面的因素，主要是基于患者体型大小（即，体型较大的为42mm，平均大小的为39mm，较小的为36mm）和患者的个体病理。假体组件可设计在中央或向内外侧偏移。

接下来，通过测量肱骨干的内径并将其磨锉至适当的尺寸来准备肱骨柄。为了获得适当的稳定性和活动范围，最后的植入物用间隙试验进行测试。然后将真正的假体置入肩部复位。最后，缝合修复肩胛下肌，肱二头肌用结实的不可吸收的缝线固定，这些缝线在肱骨干骺端钻孔后置入最后的植入物。然而，最近的研究认为，由于肩胛下肌再附着可能增加脱位的可能性，因此围绕肩胛下肌再附着存在争议[13]。重新修复三角肌胸大肌间隔并关闭切口。患者使用肩外展支具固定2~6周，并采用家庭物理治疗方案[14]。与所有骨科手术一样，康复方案是针对患者的，如果患者需要加强外旋，可能需要额外的康复治疗[14]。

3　疗效时间表

短期结果和长期结果的区别是什么呢？本章的目的之一是解决文献中关于短期和长期结果时间表缺乏明确性的问题[15]。Bacle及其同事[15]发现，大多数机械性松动报告发生在反式全肩关节置换术后的2年以后。相比之下，术后前2年内有脱位、感染和关节盂固定不良的报道；但2年后的并发症发生率是2年前的3倍[15]。此外，Bacle等[15]将中期随访定义为平均39个月，长期随访定义为平均150个月。同样，Otto等[16]认为24个月的随访时间相对较短，无法充分捕捉长期并发症。因此，2年可能是短期和长期结果之间的一个有价值的分界点。

4　结果量化

考虑到疗效指标的广泛性，RTSA疗效的评价是一项复杂的任务，最常见的评分方法包括活动度（ROM）、Constant-Murley评分（CMS）、美国肩肘外科评分（ASES）、视觉模拟评分（VAS）和简单肩部测试（SST）。其他方法包括但不限于UCLA肩部评分和肩部疼痛和残疾指数（SPADI）[17-19]。CMS于1987年首次发表，由4个部分组成：其中两个部分为患者自我报告——疼痛和日常生活活动，其余两个部分为医生报告——活动范围和力量[20]。有人对分数考虑年龄和性别的能力表示担忧；因此，修改后的版本对两者都进行了调整[17]。建立ASES的目的是制定一种普遍的结果衡量标准，它也包含患者报告和医生报告的部分。此外，在评估肩关节病理的手术和非手术干预方面，ASES具有适当的效度和可靠性[17]。然而，它对功能的评估在老年人中可能有一定的局限性，如关于"做平常运动"和"过手投球"的问题可能不相关[19]。患者报告的疼痛是一个需要确认的结果，可以通过使用VAS来量化[21]。VAS使用一条长度为100mm的线，在两端指示疼痛程度：无疼痛和最严重的疼痛[21]。患者沿着标尺标记他们的疼痛评分，分数以mm为单位表示[22]。最后，SST用于评估患者报告的与各种肩部病理相关的功能，包括肩袖关节病、骨关节炎、类风湿关节炎和粘连性关节囊炎[17-18]。该问卷包括12个问题，询问患者是否可以进行主动活动[18]。

5　短期结果

表6.1回顾了许多外科研究的结果测量和随访时间。基于这些发现，RTSA的短期结果发生在术后最初的24个月内。它还解决了每个研究中使用的组件和度量的变化。RTSA显著改善了功能、疼痛和满意度，但是，什么时候患者使用新的假体才能达到最佳表现呢？是否有一个时间点，患者应该期待他们的改善随着时间的推移达到平台期？2015年，Simovitch等[23]研究表明，在6个月的随访中，只有不到5%的患者SST、UCLA肩部评分、CMS、ASES、SPADI下降。更重要的是，在12～24个月的时间范围内实现了"完全改善"[23]。因此，他们得出结论，大多数改善发生在前6个月内，这可以从5项措施的得分中得到证明[23]。这些发现强调了患者选择、RTSA期望、擅长术中优化和严格的术后物理治疗管理的重要性。Muller及其同事在2017年[24]中也报告了前6个月快速改善的概念，12个月时达到平台期，其中外展90°的屈曲、外展和外旋在6个月时分别显著增加42°、38°和33°。在12个月、24个月和60个月的随访显示，额外的改善微乎其微[24]。2017年Yoon及其同事[25]发现RTSA成功的补充证据，术后12个月前屈增加64°，外旋增加13°，疼痛减轻。

在短期内增加CMS和ROM测试的两个因素分别是三角肌体积[25]和关节盂假体大小[24]。术前三角肌体积是CMS功能结局的独立预后因素（P=0.011），强调了患者选择的重要性，并讨论了三角肌萎缩等负

表6.1 反式全肩关节置换术后随访时间与疗效的比较

研究	样本量	年龄	随访时间	并发症	组件	风险因素	评分机制
Alentorn Geli等 （2017）	38	77～38岁	3～60个月	感染 关节松弛 翻修 脱位	Comprehensive reverse shoulder system（Biomet） Encore reverse（DJO Global） Delta reverse shoulder System（DePuy）	吸烟 糖尿病 高血压 年龄增长	FF ER
Anakwenze等（2016）	1147	45～84岁	3～36个月	无菌翻修 死亡率 手术部位 感染 重新接受	—	身体质量指数（BMI）增加 糖尿病 年龄增长	
Bacle等（2017）	186	23～86岁	24～150个月	错位 肩胛骨的压迹 感染 神经麻痹 关节窝的放松 肱骨松弛 肩关节骨折矫正	164 Delta Ⅲ（DePuy） 27 Aequalis（Tournier）	年龄增长	CMS ROM
Ek等（2013）	41	46～64岁	60～171个月	感染 神经麻痹 骨折 位错 组件磨损 关节窝的放松	Glenoid component 36mm, 40mm, or 42mm Delta Ⅲ（DePuy）（lateralized humeral polyethylene cup） Anatomical Shoulder System（Zimmer）（6mm medialized humeral cup）	同一肩以前做过手术	CMS 有效电子测力计
Feeley等（2014）	54	53～81岁	30个月	肩胛骨的压迹	Zimmer Reverse Trabecular Metal System 36mm glenosphere 3mm lateralized	—	VAS ASES ROM
Friedman等（2017）	591	50～93岁	24个月（平均37个月）	组件不稳定 肩胛骨的切口	Equinoxe rTSA（Exactech）	—	SST ASES UCLA CMS SPADI
Jonusas等（2017）	27	55～85岁	45个月	异位骨化 小结节位置不正	Arrow shoulder system with less medialized CoR	—	SST CMS
Mollon等（2016）	476	53～90岁	22～93个月	肩胛骨的压迹 错位 感染 组件放松 肱骨折 肩胛骨折	Equinoxe rTSA（Exactech）36mm, 40mm, or 42mm glenosphere lateralized 2.3mm	年龄增长 BMI增加	ROM ASES CMS SST

续表

研究	样本量	年龄	随访时间	并发症	组件	风险因素	评分机制
Muller等（2017）	68	68~79岁	6~60个月	关节窝的变异组件放松	SMR reverse shoulder system（Lima Switzerland SA）36mm or 40mm glenosphere	年龄增长	CMS SPADI
Otto等（2017）	67	21~54岁	24~144个月	肩胛骨的切口 肱骨光亮 关节白螺钉透明性骨折（肱骨、肩胛骨）肱骨离解 感染 不稳定 翻修	Reverse shoulder system（DJO Surgical）	既往肩部手术	SST ASES
Randelli 等（2015）	226	64~72岁	3.8年	翻修 感染 骨折	Delta Ⅲ	—	Constant ASES
Simovitch 等（2015）	912	60~78岁	2周~139个月	—	Equinoxe rTSA system（Exactech）		SPADI ASES UCLA Constant
Statz等（2016）	41	53~83岁	2~7.3年	肩胛骨的切口 错位 神经麻痹 异位骨化	Encore reverse shoulder Prosthesis（DJO Surgical）Delta Ⅲ，Delta Xtend（DePuy）Comprehensive prosthesis（Biomet）Aequalis Reversed Shoulder（Tournier）	BMI增加 既往肩部手术 吸烟 糖尿病	ROM ASES
Wierks等（2007）	20	45~88岁	3~21个月	骨折 螺钉固定不良 神经麻痹 感染和脓肿 错位 翻修 异位骨化 肩胛骨的切口	DePuy reverse shoulder prosthesis Tournier reverse shoulder prosthesis	—	—
Williams 等（2017）	17	45~91岁	10~67.7个月	错位 组件迁移	Biomet reverse adapter（Bio-Modular to Comprehensive conversion）	—	VAS ASES

续表

研究	样本量	年龄	随访时间	并发症	组件	风险因素	评分机制
Yoon等（2017）	35	66~84岁	12~35个月	肩胛骨的压迹 A/C联合分离 肩峰骨折	Aequalis reverse arthroplasty system （Tournier）	BMI增加 糖尿病 高血压 BMD增加	VAS ASES Constant SST

ASES：美国肩肘外科评分；SPADI：肩部疼痛和残疾指数；ROM：活动度；UCLA：加州大学洛杉矶分校评分；SST：简单肩部测试；VAS：视觉模拟量表；FF：前屈；ER：外旋；BMD：骨密度

面结果的可能性[25]。同样，Muller及其同事[24]在2017年进行了回顾性分析，证明接受44mm肩盂球患者在内收和外展强度方面比接受36mm肩盂球的患者有更大的外旋。此外，他们发现功能评分和并发症发生率没有显著差异[24]。

并发症是RTSA的重要组成部分。患者需要被告知术中并发症、围手术期并发症，尤其是短期并发症。术中最常见的并发症是肩关节或肱骨骨折伴螺钉固定不良[12]。不良螺钉固定的后果是其持久的影响和转化为长期并发症，如关节盂螺钉透光。Zhou及其同事[13]讨论了预防措施，如手动扩大肱骨髓腔和通过避免磨锉关节盂超出软骨下骨，来保留关节盂骨质。术后短期并发症是RTSA的主要结果，包括肩胛骨压迹、感染、脱位、翻修、神经麻痹，甚至异位骨化。

肩胛骨压迹是目前为止最常见的并发症，发生在术后的前24个月。在最近的4项研究中，肩胛骨压迹的发生率分别为38%、57%、55%和73%[12,15,24-25]。这些发现需要进一步的研究来评估RTSA内固定和确认肩胛骨压迹的发生率。2014年，Feeley等[12]发现减小颈轴角度或更高的倾角和肩盂球假体外侧偏移3mm可使肩胛骨压迹率降低16%。此外，Zhou及其同事[13]认为，通过下移肩盂球的位置，持续的并发症管理是"避免下移撞击的最重要因素"。下一步是在短期随访中研究肩胛骨压迹是否会进展，包括新发生的肩胛骨压迹和从早期到晚期的肩胛骨压迹。需要考虑的一个重要问题是，在假体的剩余部分，患者是否可以不再出现肩胛骨压迹？[12] Feeley及其同事[12]观察到，所有在前12个月没有出现肩胛骨压迹的患者（84%的患者），在长达30个月的随访中没有出现新的肩胛骨压迹证据。相反，Bacle等[15]发现，在早期诊断出肩胛骨压迹后，2年随访期后，压迹出现率增加39%。因此，要回答这个问题，多余的研究是必不可少的。

另一个常见的短期并发症是肩关节脱位。Wierks[12]等以及Bacle[15]等分别发现，10%和22%的脱位发生在短期内。值得注意的是，Bacle及其同事[15]发表了67例样本中有15例脱位，随访2年后无脱位病例报告。Zhou及其同事[26]回顾了与RTSA相关的最常见和最严重的并发症，并得出结论：不稳定是由于软组织张力不足、机械撞击、关节盂和肱骨窝大小不匹配以及假体的不合适。因此，为了使患者获得最佳效果，广泛的假体知识是必要的，同时了解如何利用肱骨大结节–关节盂距离的垂直侧向偏移来实现软组织张力[26]。相反，肩峰与大结节的距离和RTSA文献中关于修复肩胛下肌的决定存在争议。Friedman等研究表明肩胛下肌修复与未修复相比无统计学意义[27]。在研究中，340例RTSA+肩胛下肌修复的患者脱位率为0，而251例RTSA肩胛下肌不修复的患者脱位率为1.2%；因此RTSA加肩胛下肌修复术不适用，因为总体并发症发生率没有增加[27]。

最后，感染可能会严重影响患者满意度以及RTSA的总体效果，导致一个或两个阶段的修订。2009年Wierks等研究[12]的感染率为5%，2017年Bacle等研究[15]的感染率为12%。需要强调的是，Bacle和他的同事[15]在前24个月内记录了8例感染，而在12年的随访期间只有2例。同一研究中，在短期内翻修病例中，8例翻修手术中有6例是由感染引起的[15]。因此，术后感染发生在前两年是翻修手术最常见的原因。Zhou等[26]在2015年的综述中比较了原发性病例和翻修病例，发现翻修病例的感染率在统计学上高于原发性病例，分别为5.9%和2.9%。最常见的细菌是痤疮丙酸杆菌和表皮葡萄球菌。减少感染的建议包括切皮前1h内使用抗生素，以及在肱骨固定手术中使用抗生素骨水泥[26]。

6 长期结果

患者在关节置换术时的年龄对假体的存活起着至关重要的作用；较年轻的患者（＜55岁）更有可能活跃在工作队伍中，而较年长的患者则不太可能参加剧烈的体力活动并退休[16]。在年轻患者中，假体的存活期可超过10年。例如，Bacle等[15]观察到10年内植物存活率为93%；而Ek及其同事[28]观察到手术后5年和10年的内植物存活率分别为88%和76%，且不考虑任何可能出现的并发症。

RTSA已被证明可以改善疼痛、力量、外展、外旋和前屈的活动范围；另外在指标上也有所改善，如ASES、SST、CMS、SPADI和UCLA和UCLA肩关节评分[16,23-24,29]。超过24个月的结果可能受到多个变量的影响，其中一些变量包括假体大小、骨折累及程度、原始RTSA与改良RTSA以及患者的生活方式或活动水平。关于肱骨近端骨折的修复，RTSA分别被发现至少在5年内提供了比半肩关节置换术更好的结果[30]。Muller和他的同事[24]研究了36mm和44mm的肩盂球大小对RTSA术后功能结果的影响，发现两组患者在前6~24个月都表现出最显著的进展，随后进入平台期。通过测量患者的屈曲、外展、外展0°和90°的外旋、外展90°的内旋、CMS、SPADI和外展的力量（kg）来监测患者的功能恢复进展。有趣的是，Anakwenze及其同事[31]发现，较大的体重指数（BMI）会使患者在RTSA后长达3年的时间内存在深部手术部位感染（SSI）的风险。他们的研究着眼于BMI增加对RTSA和全肩关节置换术（TSA）术后结果的影响。BMI每增加5kg/m²[2]，发生3年深部SSI的风险就会增加[31]。除BMI外，吸烟对RTSA术后12年内假体的成功率也有影响[32]。Hatta及其同事[32]发现，与不吸烟者相比，吸烟者发生感染、假体松动和骨折的风险增加。具体来说，他们发现吸烟者RTSA术后9年，假体周围骨折的患者比例上升了20%[32]。

尽管如前所述，本研究表明RTSA术后的短期预后间隔为24个月，但如果不加以处理或处理不当，短期并发症有可能延长为远期并发症，最终影响假体的使用寿命。更常见的远期并发症包括关节盂和/

或肱骨假体松动、聚乙烯假体磨损和肩胛骨压迹。较少见的远期并发症包括深部SSI、脱位和骨折等，主要发生在术后2年内。如上所述，肩关节或肱骨松动是RTSA术后2年最常见的并发症，特别是在肩关节置换术失败和BMI增加相关的机械负荷过大后，风险增加[15,33]。此外，据Alentorn-Geli及其同事报道，在随访的第2~5年，假体松动的发生率增加了1倍[29]。因为植入物的必要耐久性和寿命，聚乙烯成分的颗粒化可能与年轻患者的RTSA术后松动有关。Riley及其同事[34]研究了使用金属对金属设计的RTSA术后结果，并得出结论，在年轻患者中，它不是RTSA的可接受替代方案：他们认为聚乙烯组件是更合适的选择。Ek等[28]进行了一项研究，评估65岁以下患者的RTSA，分为两组：翻修RTSA组和初次RTSA组。本研究观察到随访至少12个月和随访超过10年时肩胛骨压迹的发生率增加，56%的患者总体上有一定程度的肩胛骨压迹[28]，相反，Mollon及其同事[34]报道只有10%的患者出现肩胛骨压迹，肩胛骨压迹的危险因素包括较低的体重、较低的BMI和非优势上肢的RTSA。值得一提的是，长期随访与肩胛骨压迹发生率增加之间存在相关性[34]；这可能是由于关节盂的大小和位置的变化，以及假体旋转中心的变化。

7　结论

在本章中，我们发现了一些局限性，包括以下内容：未指定"正常"术后物理康复方案，特定并发症的风险因素，以及缺乏对RTSA长期结果的研究。需要更多的研究来检验上述所属的治疗局限性，以提高RTSA的术后疗效。

肩胛骨缺损、肩关节脱位和感染是RTSA持续并发症的主要原因。正如本章所证明的，绝大多数患者的功能改善在6~24个月达到平台期。因此，患者优化可以通过实施短期的术前物理治疗来完成，重点是肩关节的力量。此外，关于BMI对RTSA结果的影响，在文献中发现了许多不一致和矛盾的地方。在对BMI升高的患者限制RTSA的使用做出任何强有力的结论之前，研究需要进一步的确凿证据。吸烟对RTSA后的结果产生负面影响，使总并发症发生率增加近1倍。

作者信息

Sydney C. Cryder[1*], Samuel E. Perry[2] and Elizabeth A. Beverly[3]

*: Address all correspondence to: sc323908@ohio.edu

1: Department of Medicine, Ohio University, Heritage College of Osteopathic Medicine, Athens, United States

2: Department of Graduate Medical Education, Adena Health System, Chillicothe, United States

3: Department of Family Medicine, Ohio University, Heritage College of Osteopathic Medicine, Athens, United States

参考文献

[1] Berliner JL, Regalado-Magdos A, Ma CB, Feeley BT. Biomechanics of reverse total shoulder arthroplasty. Journal Of Shoulder And Elbow Surgery/American Shoulder And Elbow Surgeons…[et al.]. Jan 2015;**24**(1):150-160.

[2] Nam D, Kepler CK, Neviaser AS, et al. Reverse total shoulder arthroplasty: Current concepts, results, and component wear analysis. The Journal Of Bone And Joint Surgery. American volume. Dec 2010;**92**(Suppl 2):23-35.

[3] Schairer WW, Nwachukwu BU, Lyman S, Craig EV, Gulotta LV. National utilization of reverse total shoulder arthroplasty in the United States. Journal Of Shoulder And Elbow Surgery/American Shoulder And Elbow Surgeon. Jan 2015;**24**(1):91-97.

[4] Westermann RW, Pugely AJ, Martin CT, Gao Y, Wolf BR, Hettrich CM. Reverse shoulder Arthroplasty in the United States: A comparison of National Volume, patient demographics, complications, and surgical indications. The Iowa Orthopaedic Journal. 2015;**35**:1-7.

[5] Wiater BP, Baker EA, Salisbury MR, et al. Elucidating trends in revision reverse total shoulder arthroplasty procedures: A retrieval study evaluating clinical, radiographic, and functional outcomes data. Journal Of Shoulder And Elbow Surgery/American Shoulder And Elbow Surgeon. Jul 2015;**24**(12):1915-1925.

[6] Middernacht B, Van Tongel A, De Wilde LA. Critical review on prosthetic features available for reversed Total shoulder Arthroplasty. Biomed Research International. 2016;**2016**:3256931.

[7] Jo SH, Kim JY, Cho NS, Rhee YG. Reverse Total shoulder Arthroplasty: Salvage procedure for failed prior Arthroplasty. Clinics In Orthopedic Surgery. Jun 2017;**9**(2):200-206.

[8] Dilisio MF, Miller LR, Siegel EJ, Higgins LD. Conversion to Reverse Shoulder Arthroplasty: Humeral Stem Retention Versus Revision. Orthopedics. Sep 1 2015;**38**(9):e773-e779.

[9] Gadea F, Bouju Y, Berhouet J, Bacle G, Favard L. Deltopectoral approach for shoulder arthroplasty: Anatomic basis. International Orthopaedics. Feb 2015;**39**(2):215-225.

[10] Gerber BS, Brodsky IG, Lawless KA, et al. Implementation and evaluation of a low-literacy diabetes education computer multimedia application. Diabetes Care. Jul 2005; **28**(7):1574-1580.

[11] Wierks C, Skolasky RL, Ji JH, McFarland EG. Reverse total shoulder replacement: Intraoperative and early postoperative complications. Clinical Orthopaedics And Related Research. Jan 2009;**467**(1):225-234.

[12] Zhou HS, Chung JS, Yi PH, Li X, Price MD. Management of complications after reverse shoulder arthroplasty. Current Reviews In Musculoskeletal Medicine. Mar 2015;**8**(1): 92-97.

[13] Jarrett CD, Brown BT, Schmidt CC. Reverse shoulder arthroplasty. The Orthopedic Clinics of North America. Jul 2013;**44**(3):389-408 x.

[14] Bacle G, Nove-Josserand L, Garaud P, Walch G. Long-Term Outcomes of Reverse Total Shoulder Arthroplasty: A Follow-up of a Previous Study. The Journal of Bone And Joint Surgery. American volume. Mar 15 2017;**99**(6):454-461.

[15] Otto RJ, Virani NA, Levy JC, Nigro PT, Cuff DJ, Frankle MA. Scapular fractures after reverse shoulder arthroplasty: Evaluation of risk factors and the reliability of a proposed classification. Journal Of Shoulder And Elbow Surgery/American Shoulder And Elbow Surgeons. Nov 2013;**22**(11):1514-1521.

[16] Wylie JD, Beckmann JT, Granger E, Tashjian RZ. Functional outcomes assessment in shoulder surgery. World Journal of Orthopedics. Nov 18 2014;**5**(5):623-633.

[17] Roy JS, Macdermid JC, Goel D, Faber KJ, Athwal GS, Drosdowech DS. What is a successful outcome following reverse Total shoulder Arthroplasty? The Open Orthopaedics Journal. 2010;**4**:157-163.

[18] Booker S, Alfahad N, Scott M, Gooding B, Wallace WA. Use of scoring systems for assessing and reporting the outcome results from shoulder surgery and arthroplasty. World Journal Of Orthopedics. Mar 18 2015;**6**(2):244-251.

[19] Conboy VB, Morris RW, Kiss J, Carr AJ. An evaluation of the constant-Murley shoulder assessment. The Journal of Bone And Joint Surgery. British volume. Mar 1996;**78**(2): 229-232.

[20] McCormack HM, Horne DJ, Sheather S. Clinical applications of visual analogue scales: A critical review. Psychological Medicine. Nov 1988;**18**(4):1007-1019.

[21] MacDermid JC, Solomon P, Prkachin K. The Shoulder Pain and Disability Index demonstrates factor, construct and longitudinal validity. BMC Musculoskeletal Disorders. Feb 10 2006;**7**:12.

[22] Simovitch R, Flurin PH, Marczuk Y, et al. Rate of improvement in clinical outcomes with anatomic and reverse Total shoulder Arthroplasty. Bulletin of the Hospital for Joint Disease. Dec 2015;**73**(Suppl 1):S111-S117.

[23] Muller AM, Born M, Jung C, et al. Glenosphere size in reverse shoulder arthroplasty: Is larger better for external rotation and abduction strength? Journal Of Shoulder And Elbow Surgery/American Shoulder and Elbow Surgeons. Jul 24 2017.

[24] Yoon JP, Seo A, Kim JJ, et al. Deltoid muscle volume affects clinical outcome of reverse total shoulder arthroplasty in patients with cuff tear arthropathy or irreparable cuff tears. PLoS One. 2017;**12**(3):e0174361.

[25] Feeley BT, Zhang AL, Barry JJ, et al. Decreased scapular notching with lateralization and inferior baseplate placement in reverse shoulder arthroplasty with high humeral inclination. International Journal Of Shoulder Surgery. Jul 2014;**8**(3):65-71.

[26] Friedman LG, Griesser MJ, Miniaci AA, Jones MH. Recurrent instability after revision anterior shoulder stabilization surgery. Arthroscopy. The Journal Of Arthroscopic & Related Surgery: Official Publication Of The Arthroscopy Association of North America and the International Arthroscopy Association. Mar 2014;**30**(3):372-381.

[27] Ek ET, Neukom L, Catanzaro S, Gerber C. Reverse total shoulder arthroplasty for massive irreparable rotator cuff tears in patients younger than 65 years old: Results after five to fifteen years. Journal Of Shoulder And Elbow Surgery/American Shoulder And Elbow Surgeons. Sep 2013;**22**(9):1199-1208.

[28] Alentorn-Geli E, Clark NJ, Assenmacher AT, et al. What Are the Complications, Survival, and Outcomes After Revision to Reverse Shoulder Arthroplasty in Patients Older Than 80 Years? Clinical Orthopaedics And Related Research. Jul 2017;**475**(11):2744-2751.

[29] Boyle MJ, Youn SM, Frampton CM, Ball CM. Functional outcomes of reverse shoulder arthroplasty compared with hemiarthroplasty for acute proximal humeral fractures. Journal Of Shoulder And Elbow Surgery/American Shoulder And Elbow Surgeons. Jan 2013;**22**(1):32-37.

[30] Eneanya ND, Goff SL, Martinez T, et al. Shared decision-making in end-stage renal disease: A protocol for a multi-center study of a communication intervention to improve end-of-life care for dialysis patients. BMC Palliative Care. 2015;**14**:30.

[31] Hatta T, Werthel JD, Wagner ER, et al. Effect of smoking on complications following primary shoulder arthroplasty. Journal Of Shoulder And Elbow Surgery/American Shoulder And Elbow Surgeons. Jan 2017;**26**(1):1-6.

[32] Statz JM, Schoch BS, Sanchez-Sotelo J, Sperling JW, Cofield RH. Shoulder arthroplasty for locked anterior shoulder dislocation: A role for the reversed design. International Orthopaedics. Jun 2017;**41**(6):1227-1234.

[33] Riley C, Idoine J, Shishani Y, Gobezie R, Edwards B. Early Outcomes Following Metal-on-Metal Reverse Total Shoulder Arthroplasty in Patients Younger Than 50 Years. Orthopedics. Sep 01 2016;**39**(5):e957-e961.

[34] Mollon B, Mahure SA, Roche CP, Zuckerman JD. Impact of scapular notching on clinical outcomes after reverse total shoulder arthroplasty: An analysis of 476 shoulders. Journal Of Shoulder And Elbow Surgery/American Shoulder And Elbow Surgeons. Jul 2017;**26**(7):1253-1261.

第七章
肩胛下肌修复

Omkar P. Kulkarni, Satish B. Sonar

译者：莫　涛　赵建国　张兵刚　吉志强　彭东升　姚孟宇　杨　涛　孔祥旭　张　宇　孔长旺

审校：赵　斌　安佰京

摘要

　　肩胛下肌是肩袖最大的肌肉。它是肩关节的重要组成部分，是肩关节正常运动的必要条件。过去10年以来，肩胛下肌撕裂被认为是肩关节疼痛和功能障碍的来源。新的诊断技术和关节镜修复手术有助于治疗肩胛下肌撕裂。本章概述了撕裂的类型、诊断方法和治疗方案。

关键词：肩袖，肩胛下肌撕裂，肩胛下肌修复

1　简介

　　肩袖由4块肌肉组成：冈上肌、冈下肌、小圆肌和肩胛下肌。肩胛下肌是4块中最大的一块肌肉，附着在小结节上，占肩袖的50%～60%。它是肩部的主要前向稳定结构。

　　肩胛下肌是肩关节主要的内旋肌。它还提供强大的前部稳定性以及组织来防止前脱位。最近的研究表明，肩胛下肌与冈下肌一起作用，以产生平滑的平衡力偶提供同心圆压力效应。

　　肩胛下肌撕裂不像冈上肌腱撕裂那样常见。肩胛下肌腱撕裂可以是孤立性的，也可以与冈上肌和冈下肌腱撕裂或肱二头肌腱撕裂/半脱位一起出现（**图7.1**）。

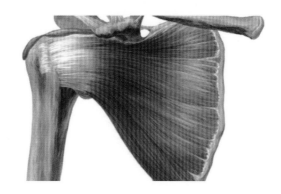

图7.1　肩胛下肌解剖结构

2　概述

Smith[1]和Codman[2]首次描述了肩胛下肌腱撕裂，Hauser于1954年报道了首例肩胛下肌腱手术修复的病例[3]。

肩胛下肌腱撕裂可能是部分或全部损伤。慢性超负荷或急性创伤可能导致撕裂。创伤性撕裂通常继发于手臂外展时被迫外旋或后伸肩膀。由于肩关节脱位，这些撕裂在年轻患者中更为普遍[4-5]。在反复微创伤变性引起的慢性撕裂中，总是存在相关的冈上肌撕裂和肱二头肌腱病或半脱位以及肩胛下肌撕裂。在长期的撕裂中，喙突下方的肌腱可能会严重回缩。有时它被挤塞在上关节囊或盂肱韧带上，形成Burkhart所描述的"逗号征/组织"[6]。

肩胛下肌撕裂伴或不伴其他病变的主要原因是喙突下撞击伴喙肱骨距离缩短。由于在喙突下方的狭窄通道中反复摩擦，会发生肩胛下肌的磨损撕裂。当该距离（通常范围为8.7～11mm）低于5mm时，肩胛下肌腱撕裂的风险很高[7-8]。

喙突下撞击可能是原发性的或获得性的。喙突下撞击的主要原因是喙突增生硬化、肩胛下肌腱钙化或骨化、肩胛下肌肥大和囊肿。次要原因通常是创伤性的或退行性的，如移位性肱骨或肩胛骨骨折、不愈合、胸锁关节脱位、骨刺形成等（**图7.2**）。

63%的肱二头肌腱半脱位或脱位的患者会出现肩胛下肌腱撕裂，因为肱二头肌腱鞘（Pulley）内侧缘和肩胛下肌腱之间存在连续性。

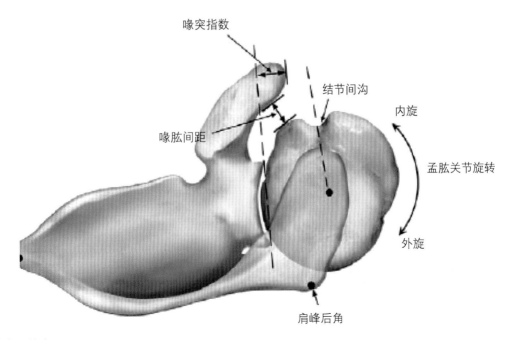

图7.2　喙突下撞击

3　症状

与肩袖撕裂患者的典型疼痛相比，肩胛下肌腱撕裂相关的肩痛更靠肩前侧。内旋和外展有力弱表现，如扣衬衫扣子、调整领带、把衬衫塞在后面等，这些动作需要主动内旋。由于在大多数情况下，冈上肌前缘和肱二头肌腱也受累，因此前屈、旋后和外展也会引起疼痛。

4　临床检查

检查中会发现被动外旋增加，主动内旋存在力弱表现。

提离（Lift-Off）试验、压腹（Belly-Press）试验、拿破仑（Napoleon）试验和熊抱（Bear-Hug）试验是评估肩胛下肌腱的特定测试。

提离试验：该测试具有15%~20%的敏感性和几乎100%的特异性（Barth等）[9]。该测试在坐姿或站姿下进行。患者的手臂保持内旋，手放在腰椎水平的背部。在这个姿势下，患者试图通过进一步伸展手臂和内旋将手从背部移开。如果患者可以，检查者可以通过提供阻力来检查。当患者无法将手从背部抬起时，该试验呈阳性，提示肩胛下肌撕裂。力弱和疼痛的程度表明病变的程度（**图7.3**）。

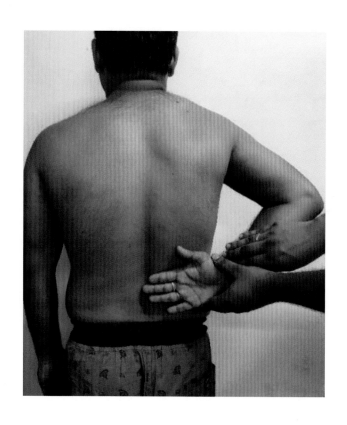

图7.3　提离试验

压腹试验：是肩胛下肌撕裂最常用和最准确的临床试验之一，敏感性为40%，特异性为97.3%。它也被称为压腹测试，在该测试中，患者尝试用将手按压在腹部，手臂内旋[10]。检查者将手放在腹部，这样他就可以感觉到患者施加的压力有多大。如果按压力较弱，或者只有在肘部和肩部伸展的情况下才能使手对腹部进行按压运动，则认为该试验呈阳性。这表明肩胛下肌腱撕裂或功能障碍（**图7.4**）。

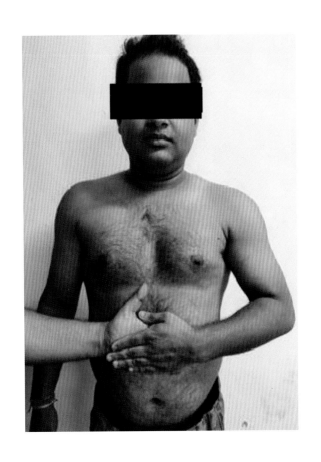

图7.4 压腹试验

拿破仑试验：它类似于腹压测试，也称为改良的压腹试验。患者手放在腹部，手腕和肘部成直线。现在患者必须向下按压腹部，阴性测试表明手腕处于0°，提示肩胛下正常。患者可以通过腕部屈曲90°来按压腹部。手腕屈曲30°～60°时，结果提示肩胛下部分功能障碍。敏感性为25%，特异性为97.3%。

熊抱试验：该试验敏感性最高（60%），特异性超过90%，可被认为是肩胛下肌损伤最准确的单一试验[11]。在这个测试中，患者必须将手放在另一侧肩膀上，肘部位于身体前方。然后，检查者施加外部旋转力，同时患者试图将手放在肩膀上。试验阳性的患者无法将手靠在肩膀上，因为检查者施加外部旋转力（**图7.5**）。

所有这些测试都能在30%的病例中诊断部分撕裂。拿破仑试验阳性时肌腱厚度撕裂超过50%，提离试验阳性时超过75%。

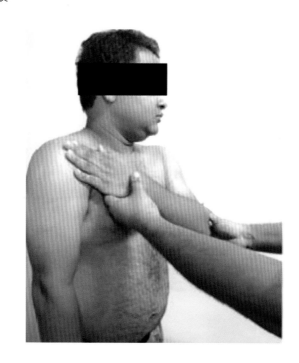

图7.5   熊抱试验

5   影像学

X线片可显示任何喙突病变、肩峰骨刺相关的退行性变化（**图7.6**和**图7.7**）。

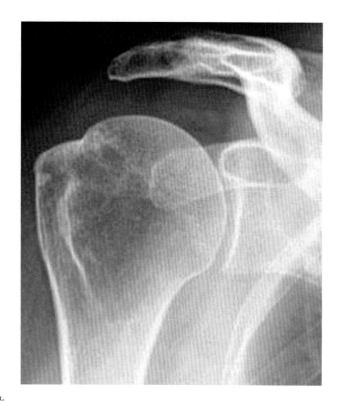

图7.6   Rockwood视图X线片

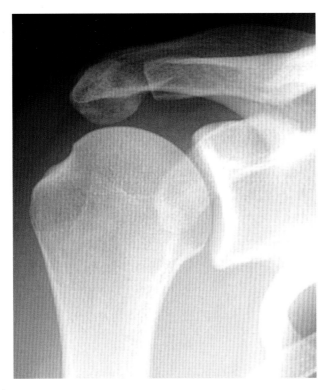

图7.7　X线片显示喙突下撞击

超声检查（USG）在诊断肩胛下肌撕裂方面不如MRI可靠。

USG能更好地用于评估肩关节镜术后肌腱修复情况（**图7.8**）。

MRI是诊断肩胛下肌撕裂的首选无创手段。它提供了更高的诊断可靠性。关节造影MRI在肩胛下肌腱撕裂患者中比常规MRI更加完美和准确。

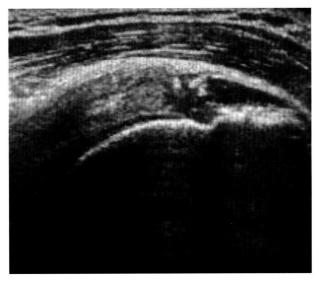

图7.8　肩胛下肌撕裂超声图像

肱二头肌长头内侧脱位是一种间接症状，通常与肩胛下肌部分撕裂有关。

与增强MRI相比，传统MRI漏诊部分撕裂的可能性很高。脂肪变性（脂肪浸润）是影响肩关节功能完全恢复的不良预后因素，脂肪浸润预测袖带修复成功率＜75%。

MR关节造影在肩胛下肌腱病变的检测和分级方面是准确的。通过包括辅助体征和矢状位图像的发现，可以提高轴位图像发现的特异性（**图7.9～图7.11**）。

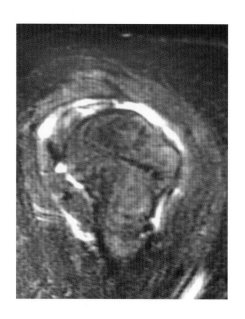

图7.9   轴位MRI

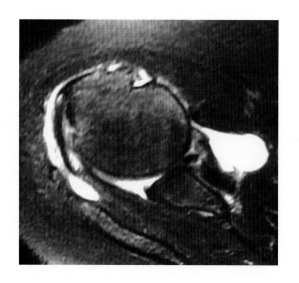

图7.10   冠状位MRI

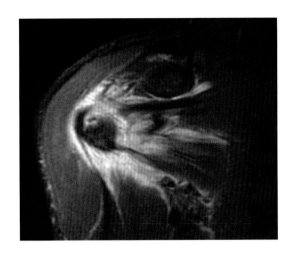

图7.11 MRI显示肩袖肌肉

6 肩胛下肌撕裂的类型

与其他肩袖撕裂相比，肩胛下肌撕裂不太常见，似乎被低估了。随着最近对肩胛下肌腱的关注，已经确定并描述了这种肌腱病变的分型。肩胛下肌腱撕裂可分为部分撕裂和完全撕裂、收缩撕裂和未收缩撕裂、上肌腱撕裂涉及上1/3和下肌腱撕裂。Lafosse根据解剖学数据和关节镜病变相关发现描述了肩胛下肌腱病变的5种类型分类。

Lafosse分类：

Ⅰ型：上1/3部分损伤。

Ⅱ型：上1/3完全撕裂。

Ⅲ型：上2/3完全撕裂。

Ⅳ型：完全撕裂，且肱骨头居中伴脂肪变性＜3级。

Ⅴ型：完全撕裂，且肱骨头偏心伴脂肪变性＞3级。

Ⅰ型为肌腱上1/3的简单侵蚀，与骨质没有任何断开（**图7.12**）。Ⅱ型为肌腱上部的明显脱离（**图7.13**）。Ⅲ型损伤的特征是肌腱的所有止点都受累，而肌肉部分的下1/3没有撕脱（**图7.14**）。在Ⅳ型损伤中，肩胛下肌腱与小结节完全分离，肱骨头仍位于关节内（**图7.15**）。在Ⅴ型损伤中，病变为完全撕裂，肱骨头向前和向上平移，伴有喙突撞击和肩胛下肌纤维的脂肪变性（**图7.16**和**图7.17**）。

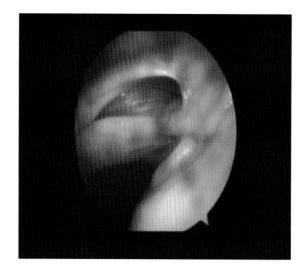

图7.12　Ⅰ型撕裂

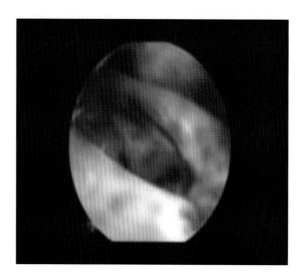

图7.13　Ⅱ型撕裂

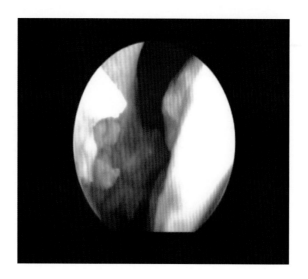

图7.14　Ⅲ型撕裂

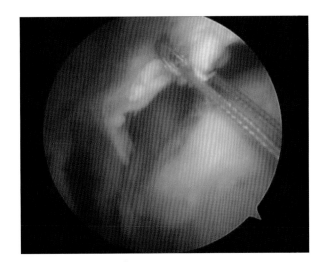

图7.15 Ⅳ型撕裂

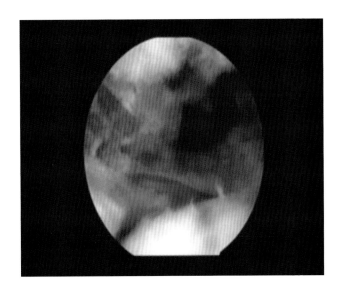

图7.16 Ⅴ型撕裂（1）

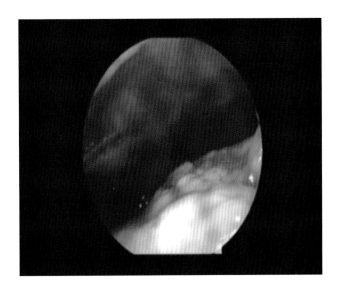

图7.17 Ⅴ型撕裂（2）

7 治疗

肩胛下肌撕裂的治疗有多种治疗选择,有些需要非手术治疗。对于创伤性撕裂较小的老年、不活动患者,必须尝试包括物理治疗、抗炎药及活动调整在内的保守治疗。对保守治疗无效的患者可考虑手术修复。

7.1 切开修复

切开修复手术是在沙滩椅位通过三角肌入路或前三角肌劈开入路进行的。前三角肌劈开入路主要用于与冈上肌或冈下肌相关的肩胛下肌撕裂。三角肌入路用于孤立的肩胛下肌撕裂。三角肌入路的优势是三角肌仍然完好无损,我们可以看到肩胛下肌腱回缩。应仔细进行钝性分离保护腋神经,因为它位于肩胛下肌。在这两种入路中,我们都必须打开从肱二头肌腱沟到关节盂的肩袖间隙。我们应该小心任何二头肌腱或冈上肌病变。"裸骨"将出现在小结节到肱骨头关节之间,此时肩胛下肌完全撕裂。为了观察肩胛下肌上缘,必须向后推肱骨头,并在盂肱关节内看到肌腱。应分离肌腱,然后从其止点部位松解。在锚钉或骨内缝线的帮助下,将撕脱的肌腱固定在小结节的裸露区域。如果肌腱过度回缩,则需要完全游离撕裂的肌腱,然后松解关节侧的盂肱韧带是非常重要的一步。手术完成后,外科医生必须评估肩部的活动范围以及修复的稳定性(**图7.18**和**图7.19**)。

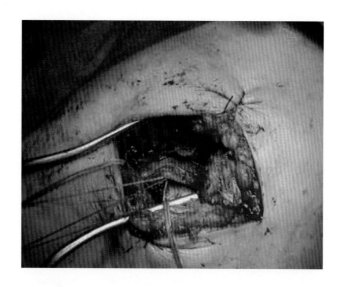

图7.18 切开显露撕裂

7.2 关节镜下修复

关节镜下肩胛下肌修复手术可以在患者侧卧位或沙滩椅位进行。关节镜检查可以拥有一个完全可视

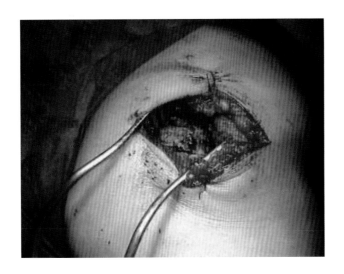

图7.19 切开修复

的关节内视野。在适当的位置，即手臂外展和内旋时，可以看到肩胛下肌足印区。为了改善足印区的可视化，Burkhart描述了一种新技术，即"后杠杆推动"。在这种技术中，抓住肘部，同时对肱骨施加向后的力，这会使肩胛下肌止点部位更好地显示，因为完整的纤维被拉离足印区。这种技术可以将视野范围增加5~10mm。另一种方法是使用70°镜，以更好地显示足印区。撕裂的评估取决于撕裂的大小、方向和回缩量。当肌腱完全回缩时，很难与关节肌腱区分开来。在这种情况下，找到"逗号征"变得很重要，即肩胛下肌最上侧的弧形组织区域。来自盂肱上韧带以及喙肱韧带内侧头部的纤维组成"逗号"，作为肌腱边缘的有效标志。

肱二头肌腱病变如内侧半脱位、撕裂甚至SLAP病变在肩胛下肌撕裂中很常见，应进行评估。需要肱二头肌腱切断或固定，以增强视野来进行其他病理损伤的修复。在发现肩胛下肌撕裂后，应在治疗其他肩部区域之前进行修复。

主要有3个入路来修复肩胛下肌：

后入路（P）是盂肱关节镜检查中常用的主要入路。

前外侧入路（AL）用于准备肩胛下肌足印以及修复。它位于肱二头肌腱和肩峰前外侧边缘的前方。

前入路（AI）位于喙突的正侧方，用于锚钉点放置。

由于不能充分滑动，治疗回缩的肩胛下肌撕裂变得非常困难。Lo和Burkhart描述了"连续性间歇滑动"，其中部分肩袖间隙和喙肱韧带被切除和松解，以增加肩胛下肌腱的活动性。喙肱韧带从喙突外侧剥离，这为肩胛下肌提供了更大的位移。保留喙肱韧带有利于稳定，主要原因是保留了其周围组织，可以避免后方相关结构的损伤。

在这个过程中，足印区是使用与肩袖手术相同的原理制成的。当病变回缩时，仔细撕脱骨表面，足印区和软骨下骨暴露内侧至7mm。微骨折可改善骨腱界面的愈合过程和生物反应[12]。

　　根据选择，可吸收或不可吸收的锚钉缝线，可以如同肩袖修复手术一样使用。在几乎所有情况下，都可以充分使用单锚缝线。建议生物力学上每平方厘米足印区域有一枚锚钉。建议使用双排修复，其在强度和最低失败率方面具有与肩袖手术一样的优势。您也可以使用桥接缝线或无结锚钉。通过缝线，我们可以使用与肩袖手术相同的技术，注意喙突下间隙比肩峰下间隙窄得多。使用可以在肌腱内通过而不会进一步损伤病变的小器械，需要注意双层和劈裂开的撕裂。诊断性关节镜检查可用于部分撕裂，因此可以进行经腱修复，类似于修复肩袖的"PASTA"病变[13]（**图7.20 ~ 图7.31**）。

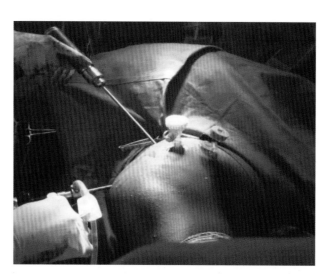

图7.20　关节镜检查位置和入路

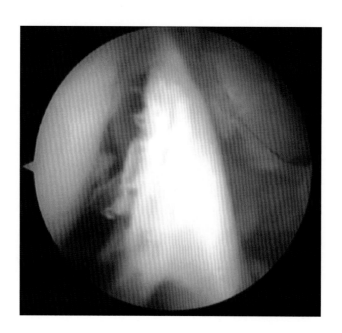

图7.21　关节镜盂肱视野

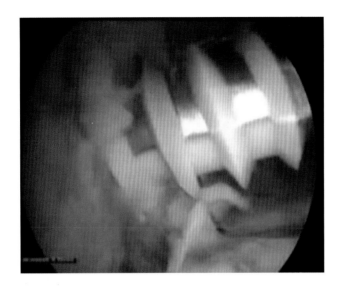

图7.22　置入锚钉

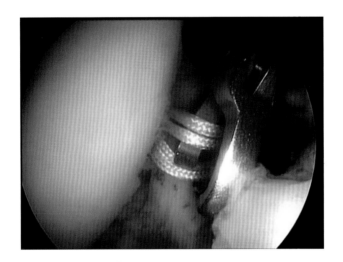

图7.23　缝线管理

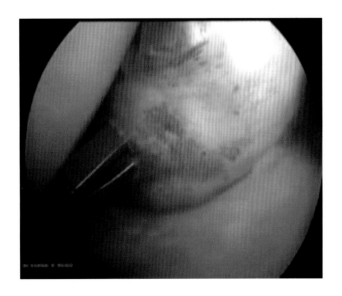

图7.24　缝线穿过肌腱

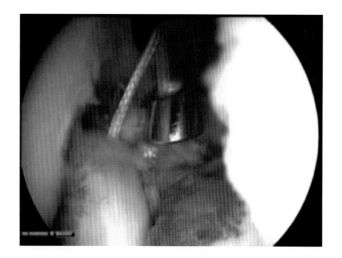

图7.25 完成修复

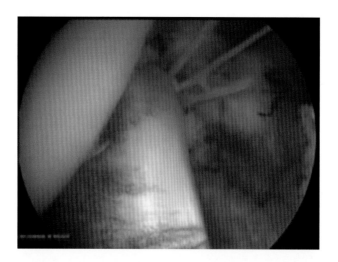

图7.26 修复后肌腱

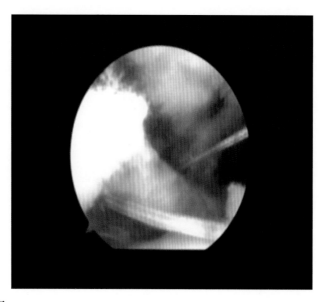

图7.27 全层撕裂肩峰下视野

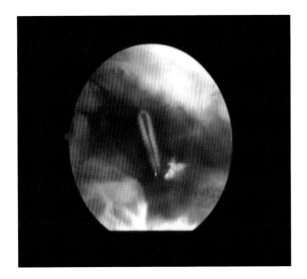

图7.28　缝线穿过肌腱

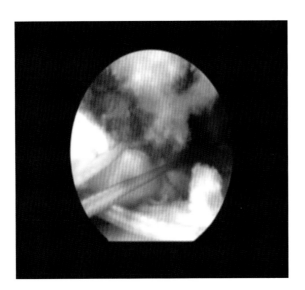

图7.29　通过专用器械缝合

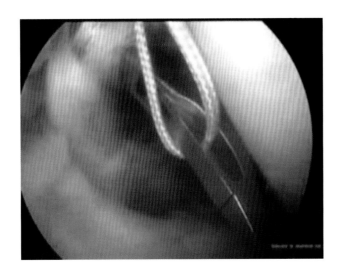

图7.30　缝线管理

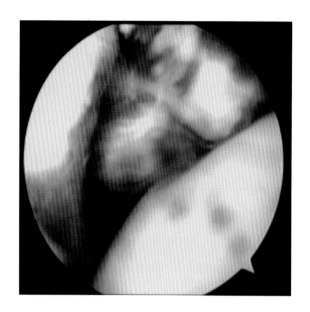

图7.31 最终缝合

8 康复

物理治疗方案，通常根据撕裂类型、骨骼和组织质量、患者年龄和身体状况以及其他肩袖肌肉的受累情况进行个体化康复。

第0～21天：

- 使用前臂吊带。
- 除外旋和外展外，进行可以忍受范围内的被动ROM。
- 肩胛骨收缩和后三角肌练习。

第4～6周：

- 逐渐完全ROM。
- 开始主动辅助锻炼。
- 旅行和睡眠期间使用前臂吊带。

第7～12周：

- 无前臂吊带。
- 开始正常活动。
- 主动物理治疗，锻炼肩袖和肩胛下肌。

4~6个月:

- 三角肌和肱二头肌–肱三头肌的力量训练。
- 体育专项训练（**图7.32**和**图7.33**）。

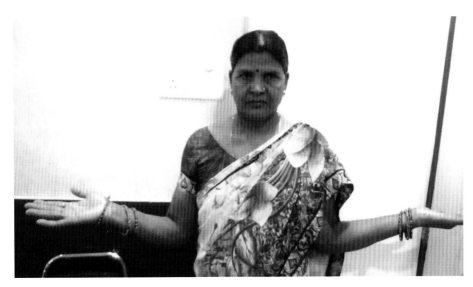

图7.32　物理治疗后的功能

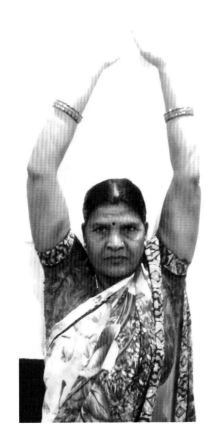

图7.33　理想的肌力和功能

作者信息

Omkar P. Kulkarni and Satish B. Sonar*

*: Address all correspondence to: stshsonar@gmail.com

Dr. PDM Medical College, Amravati, India

参考文献

[1]　Smith J. Pathological appearances of seven cases of injury of the shoulder joint, with remarks. London Medical Gazette. 1834;**14**:280.

[2]　Codman E. Complete rupture of the supraspinatus tendon: Operative treatment with report of two successful cases. Boston Medical Surgery. **20**:708-710.

[3]　Hauser E. Avulsion of the tendon of the subscapularis muscle. The Journal of Bone and Joint Surgery. American Volume. 1954;**36**:139-141.

[4]　Kato SFH, Kan I, Yoshida M, Kasama K, Marumo K. Incomplete joint side tear of the subscapularis tendon with a small fragment in an adolescent tennis player: A case report. Sports Medicine Arthroscopy Rehabilitation Therapy and Technology. 2012;**4**:24.

[5]　Bhalla A, Higashigawa K, McAllister D. Subscapularis tendon rupture in an 8-year-old boy: a case report. American Journal of Orthopedics (Belle Mead, N.J.). 2011;**40**:471-474.

[6]　Lo IK, Burkhart SS. The comma sign: An arthroscopic guide to the torn subscapularis tendon. Arthroscopy. 2003;**19**:334-337.

[7]　Denard P, Lädermann A, Burkhart S. Arthroscopic management of subscapularis tears. Sports Medicine and Arthroscopy. 2011;**19**:333-341.

[8]　Foad A, Wijdicks C. The accuracy of magnetic resonance imaging and magnetic resonance arthrogram versus arthroscopy in the diagnosis of subscapularis tendon injury. Arthroscopy. 2012;**28**:636-641.

[9]　Barth J, Audebert S, Toussaint B, Charousset C, Godeneche A, Graveleau N, Joudet T, Lefebvre Y, Nove-Josserand L, Petroff E, Solignac N, Scymanski C, Pitermann M, Thelu C. Society FA Diagnosis of subscapularis tendon tears: are available diagnostic tests pertinent for a positive diagnosis? Orthopaedics & Traumatology, Surgery & Research. 2012;**98**:S178-S185.

[10]　Gerber C, Hersche O, Farron A. Isolated rupture of the subscapularis tendon. The Journal of Bone and Joint Surgery. American Volume. 1996;**78**:1015-1023.

[11]　Barth J, Burkhart S, De Beer J. The bear-hug test: a new and sensitive test for diagnosing a subscapularis tear. Arthroscopy. 2006;**22**:1076-1084.

[12]　Lafosse L, Lanz U, Saintmard B, Campens C. Arthroscopic repair of subscapularis tear: Surgical technique and results. Orthopaedics & Traumatology, Surgery & Research. 2010;**96**:S99-108.

[13]　Osti L, Rizzello G, Panascì M, Denaro V, Maffulli N. Full thickness tears: Retaining the cuff. Sports Medicine and Arthroscopy. 2011;**19**:409-419.

第八章
肩关节置换术的手术入路

Brian W. Sager, Michael Khazzam

译者：齐　玮　赵玉龙　许　巍　陈　磊　李海峰　柯　晋　钟　华　尹合勇　李　岩

审校：李　威　贾治伟

摘要

肩关节置换术是一项在世界范围内应用越来越广泛的复杂手术。由于盂肱关节有许多静态和动态稳定结构，并且周围有较多重要的神经血管结构，因此必须非常小心以安全有效的方式暴露关节。迄今为止，在肩关节置换术中有两种很好的入路：三角肌胸大肌入路和肩关节前上外侧入路。这两种入路都能有效地暴露盂肱关节；然而，由于它们的解剖结构，都有明显的优点和缺点。本章的目的是描述每种入路暴露盂肱关节的方法，讨论每种入路的优点和缺点。此外，我们还将讨论缝合这些伤口的方法，并简要地讨论骨科文献中描述的其他方法。

关键词：肩关节，关节置换，手术入路，三角肌胸大肌入路，肩关节前上外侧入路

1　简介

肩关节置换术正成为一种越来越受欢迎的治疗各种肩关节问题的手术。它可以成功地治疗晚期退行性和创伤性肩关节疾病[1-5]。由于肩关节周围环绕着包括肌肉、神经和血管在内的重要结构，因此在进行肩关节置换术时，必须非常小心，以确保安全且充分暴露盂肱关节。迄今为止，文献中对肩关节置换术暴露盂肱关节的两种主要入路有很详细的描述：三角肌胸大肌入路[6]和前上外侧入路[7]。对于关节盂暴露以及关节组件置入的技术挑战，每种方法都有不同的优点和缺点。本章将描述这两种不同的显露盂肱关节的入路及其使用的适应证以及各自的优势。

2　体位和铺单

半卧位，或沙滩椅位，是盂肱关节开放入路的最佳体位。它改善了术者的定位，优化了手臂的旋转控制，并允许对盂肱关节和肩峰下间隙进行重力牵引[8]。患者的体位需要满足肩胛骨稳定以便术中确认

关节盂位置，这是至关重要的。另外，需要满足允许上肢的活动也很重要。这是最容易被忽视，可能导致肱骨近端脱出困难，并难以充分暴露关节盂（**图8.1**）。

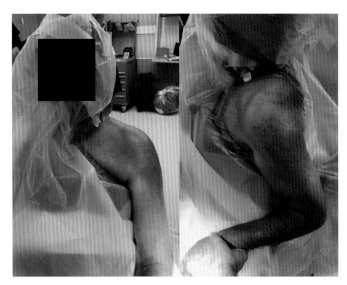

图8.1　肩部的适当体位摆放和准备。注意，手术肩关节被置于手术台边缘，以便在手术过程中活动肩关节

　　首先，应将患者摆放到手术台上，仰卧位插管。在全身麻醉诱导成功后，患者应适当地仰卧在体位架上，以便最安全、容易地摆放到沙滩椅位。当患者被摆上体位架时，麻醉师需要支持并保护颈部，同时监测气道。然后将头部支架抬高以适应患者的枕部并固定。必须注意确保患者的颈椎保持在中立位置，因为麻醉文献显示，脑血管和气道事件被认为是由不适当的颈椎位置摆放和随后的颈动脉或气管扭曲引起的[9-10]。然后将头部以安全的方式固定在头部支架内，气管插管应朝向非手术侧。然后可以用氯己定、酒精和/或过氧化氢溶液进行预清洗。最后，可在最终铺单之前使用含氯己定的无菌皮肤制剂。最后的铺单应该包括覆盖头部和下肢的大单，或者可以使用专门的肩部无菌单来隔离手术肩部。如果可以的话，远端肢体也需要使用无菌单包裹。可使用含碘贴膜或任何其他无菌胶黏剂敷料，以确保贴膜的边缘黏附在皮肤上，确保在手术期间无菌。在手术开始之前，给予适当的抗生素。通常使用第二代头孢菌素，如头孢唑林，如果患者对青霉素过敏，可以用克林霉素替代。研究表明，如果术前检查显示患者有耐甲氧西林金黄色葡萄球菌（MRSA），手术部位感染的风险增加[11]。在这种情况下，建议在手术前对患者进行抗炎治疗，或者给予一次万古霉素治疗[12]。除抗生素外，多项研究显示术前静脉给予氨甲环酸，可减少术中出血量[13-14]。此时，术前准备已经完善。

3　三角肌胸大肌入路

　　三角肌胸大肌入路是肩部的前入路，使用三角肌和胸大肌之间的平面。它使用的是腋神经和胸内、外侧神经之间的神经平面。它是一种常用的肩部入路，用于肱骨近端骨折的内固定、肩部不稳定的重建、脓毒性肩关节的盂肱关节入路等[15-16]。当使用三角肌胸大肌入路进入盂肱关节时，肩胛下肌腱位于关节囊的正前方。它必须被松解后才能进入关节，本章中将描述多种松解方法[17-19]。

3.1 浅层解剖

外科医生应首先触诊肩部周围的骨性标志并标记，包括肩峰、锁骨和喙突。自喙突外侧边缘开始，向外至三角肌胸大肌肌间沟并向下延伸至三角肌粗隆，做一长8～10cm的切口。切开皮肤和真皮层；然后可以使用电刀来处理皮下的任何出血点。继续通过皮下组织剥离，直到到达三角肌和胸大肌上的筋膜。此时，应仔细解剖以确定肌肉之间的间隔。可在三角肌胸大肌肌间沟中找到头静脉。如果不明显，通常可以找到覆盖头静脉的脂肪，并将其作为识别肌间隔的有用标记（**图8.2**）。应将头静脉从周围结构中游离出来，并根据外科医生的偏好向内或向外牵开。

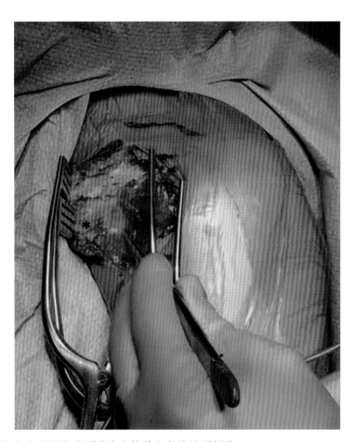

图8.2 三角肌（＋）胸大肌（＊）肌间沟由覆盖在头静脉上的脂肪所划分

一项对40具尸体标本进行了头静脉乳胶注射的解剖研究报道，作者们在三角肌侧发现了更多的头静脉分支，这使他们得出结论，向外侧牵拉可能更有效地预防出血[20]。一旦静脉被牵开，钝性分离找到两块肌肉的下表面。然后可以使用Kobel牵开器牵开肌肉，暴露胸锁筋膜和肱二头肌短头和喙肱肌在喙突处的联合腱（**图8.3**）。沿切口方向分开筋膜，在肩胛下肌腱的下缘附近寻找腋神经。应轻轻地触诊肌腱肌肉交界处的内侧，触及腋神经。一旦找到，应在整个手术期间用牵开器保护神经。此神经随后将向后方走行，绕过关节盂下，与旋肱后血管一起穿过四边孔。应使用Kobel牵开器向内侧牵拉联合肌腱，在盂肱关节前部暴露肩胛下肌腱。必须注意避免过度牵开联合腱，以避免肌皮神经损伤[21]。

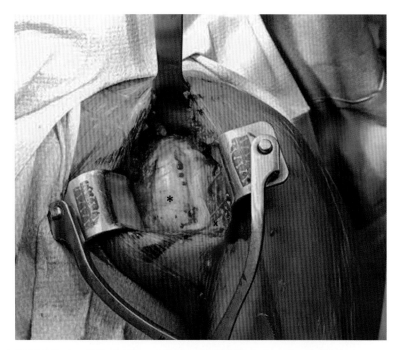

图8.3 切开三角肌胸大肌肌间沟后，可以看到肱二头肌短头和喙肱肌（＊）。胸大肌腱（×）

3.2 肩胛下肌腱的处理

为了进入盂肱关节囊，肩胛下肌腱必须处理。在文献中，有3种处理肩胛下肌腱的方法：肩胛下肌腱切断术[19]，肩胛下肌剥离术[18]，小结节截骨术[22]。每一种方法都将在本章中进行描述和比较。这些处理的修复方法将在结尾部分描述。

3.2.1 肩胛下肌腱切断术

当准备对肩胛下肌腱进行肌腱切断术时，确定肌腱的上下界线是很重要的。手臂应内收并外旋，因为它会拉紧肩胛下肌腱并使肌腱切断部位远离腋神经。距离肱骨小结节肩胛下肌止点内侧约1cm处进行肌腱切断，这是典型的肱骨解剖颈的位置。在小结节上保留部分肩胛下肌腱的残端很重要，因为关闭切口时可以缝合修复。此外，在松解肩胛下肌下段时，必须找到并电凝旋肱前动脉及伴随的两条静脉，以防止其回缩及出血。在进行肌腱切断前，于肌腱内侧预置两根编织缝线，以便在肌腱切断后保持张力，并有助于肌腱的缝合修复。在肩关节置换术中进行肌腱切断时，可以同时进行肌腱切断和随后的肩关节囊切开，以松解深层的组织并继续沿着肱骨颈剥离。如果选择这种方法，为了防止医源性损伤，可以在操作部位和腋神经之间放置一个钝性牵开器（**图8.4**）。或者，在关节切开前将肩胛下肌从前方关节囊中松解分离，但这种方法后期修复组织不太坚固，可能导致肩胛下肌无力。此方法是所有列出的方法中执行和修复最简单、最快捷的方法。这与它有良好的长期预后有关[23]。虽然腱–腱愈合是一种可靠的愈合方式，但文献中关于肩胛下肌修复的效果不同，一些研究显示良好的愈合率[24]，另一些研究显示肌力减退或断裂很常见[25]。这种方法的一个缺点是不能将肩胛下肌腱的止点内移，或者在修复过程中可能缩短肌腱，从而限制了术后的外旋。

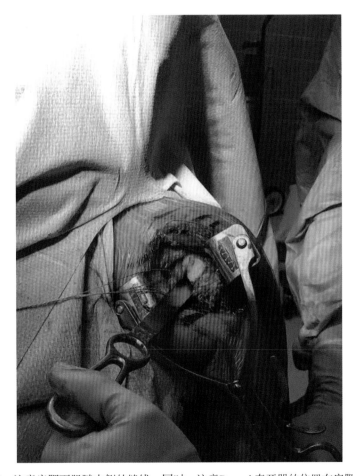

图8.4 肩胛下肌腱切断后。注意肩胛下肌腱内侧的缝线。同时，注意Darrach牵开器的位置在肩胛下肌内侧边界保护腋神经

3.2.2 肩胛下肌剥离术

另一种松解肩胛下肌腱的方法是肩胛下肌剥离术。并不需要分开肌腱实质，而是将肩胛下肌腱自

小粗隆止点处整体松解。将肩胛下肌从小结节上松解后，应按前面所述进行游离。肩胛下肌剥离术的主要优点是它允许保留肩胛下肌腱的止点[26]。此外，将肩胛下肌腱从肱骨止点剥离将为腱-骨愈合提供最大的面积。该手术的最大缺点是腱-骨愈合才能维持肩胛下肌的功能，通常认为腱-骨愈合比腱-腱或骨-骨愈合更难。然而，文献中存在明显的不同观点，有研究报道肩胛下肌剥离患者的腱-骨愈合率很高[27]。此外，修复肌腱止点需要新鲜化皮质，从而造成肱骨近端强度减弱。

3.2.3　小结节截骨术

另外，可以在不破坏肌腱情况下将小结节截骨，然后将肩胛下肌腱牵开。首先，可以松解肱二头肌长头腱，随后将其固定在胸大肌腱的上缘。一旦肱二头肌腱被切除，小结节就可以被完整地暴露。将上肢置于内收内旋位，使用截骨器或摆锯从结节间沟内侧到解剖颈的骨-软骨界面处进行截骨。小结节截骨后，按照肌腱切断术的步骤游离其余的肩胛下肌。小结节截骨术最初是一种修复肩胛下肌的方法，这种方法利用骨-骨愈合，并且不影响肌腱本身。这种方法的愈合率非常高[17,22]。此外，该手术仍可使肌腱止点内移。该手术的缺点包括手术过程复杂，以及由于影响皮质骨而导致医源性骨折或不愈合的可能性。

3.2.4　3种手术方式的对比

已有几项文献研究比较了上述手术后肩胛下肌腱的预后、生物力学和愈合潜力[25,27-30]。两项尸体生物力学研究评估了上述3种修复方法的失败率。一项研究显示肩胛下肌腱切断术和小结节截骨术的失败率都较高[29]。另一项研究显示3种方法间无显著差异[30]。同样，一项比较小结节截骨术和肌腱切断术的生物力学研究显示，载荷没有显著差异，但肌腱切断术组在重复负荷时位移较小[28]。两组之间的临床比较也有不同的结果。一项随机对照试验比较小结节截骨术与肩胛下肌剥离术后肩胛下肌强度和功能，提示术后2年无显著差异[27]。另一项回顾性研究比较了小结节截骨术和肩胛下肌腱切断术后平均33个月对比结果，显示截骨术组临床效果更好，肩胛下肌撕裂率更低[25]。由于大量的文献显示相对不同的结果，关于肩胛下肌处理的最重要因素可能是外科医生的偏好和经验。在保持适当的肌腱长度的同时，应仔细恰当地修复。

3.3　肱骨的处理

如前所述，肩胛下肌腱切断术后暴露肱骨时，肩胛下肌腱和前关节囊可以作为一个整体进行松解。然而，当进行肩胛下肌剥离术或小结节截骨术时，肩胛下肌必须与前关节囊分离。可以在两个结构之间放置钝性剥离器，同时使用15号刀片进行分离。将肩胛下肌腱与关节囊分离后，需在肩胛盂下缘放置牵开器以保护腋神经。然后切开关节囊，沿着肱骨解剖颈进行锐性剥离，继续向下延伸至肱骨下方，重要的是沿肱骨解剖颈分离以避免损伤附近的神经血管结构，从肱骨颈上分离关节囊，直到看到环绕肱骨颈的背阔肌腱。这不仅有助于暴露肱骨解剖颈和增生骨赘，而且有助于暴露关节盂。然后用咬骨钳去除肱骨头周围骨赘。一旦肱骨头暴露，可将牵开器置于肱骨头后方，以方便暴露肱骨头。手臂应内收、后伸并外旋，以便使肱骨头脱位并将其置于手术部位（**图8.5**）。肱骨头截骨时，可将Hohmann牵开器放置在肱骨头下，将Darrach牵开器放置在肱骨内侧，以保护软组织，特别是肩袖。根据所使用的置入假体，可以使用髓内或髓外定位器来指导肱骨头截骨。如果徒手截骨，应沿着肱骨解剖颈截骨，小心避免损伤大结节上的冈上肌止点。如果假体为固定角度，截骨的角度应与假体的颈干角相匹配。大多数假体的颈干角为130°～140°[31]。截骨后，肱骨头要保留，因为它有助于确定假体的大小，另外还可以用作移植骨的备用来源。肱骨头切除的时机通常取决于外科医生和假体的要求。

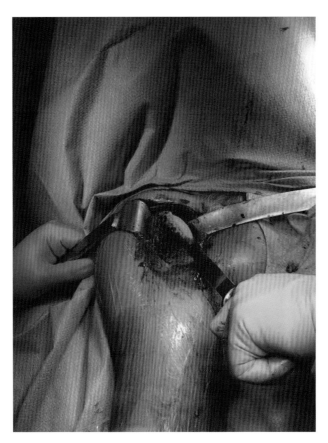

图8.5　肱骨近端暴露。软骨下表面边缘的骨赘已用咬骨钳去除。肱骨颈部截骨应沿着解剖颈进行

3.4　关节盂的暴露

　　肱骨头切除后，可以将Fukuda或Bankart牵开器置于关节盂颈的后方，将肱骨向后、向下牵出手术野，双尖牵开器置于关节盂颈前方，Hohmann或Darrach牵开器置于盂颈下方，以便在操作过程中保护腋神经。解剖学研究表明，腋神经位于肩胛下肌腱腹交界处下方3～7mm处[32-33]。放置好牵开器后，可使

用电刀或手术刀切除肩胛下肌、关节囊和盂唇，露出肩胛盂的边缘。为了充分暴露肩胛盂，必须360°松解肩胛下肌，松解下关节囊，松解时小心地保护腋神经。沿着肱骨干松解到背阔肌。之后，优先使用剪刀来松解肩袖间隙，直到喙突基底部。然后从关节盂上剥离前方关节囊（**图8.6**）。应当注意，关节囊松解必须避免超过6点钟方位，以免术后出现后路不稳。如果必须松解后关节囊，可在肱骨侧松解。

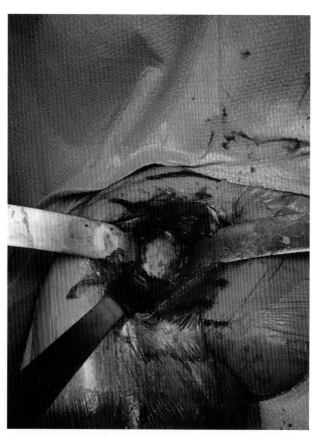

图8.6 关节盂的暴露。关节盂周围的关节囊、盂唇等已被切除

3.5 假体置入前的准备

此时，已暴露好肱骨头和关节盂，根据所要使用的关节假体要求的方法进行准备。通常，导针位于关节盂下缘上方11～12mm处。这样可以将肩胛骨侧假体置入到理想位置，并使肩胛骨压迹最小[34]。然后将手动锉刀置于导针上，以同心圆方式磨锉关节盂。

然后用钻头在关节盂中钻取骨槽，用于安装关节盂中心固定螺钉。必要时，可以在中心螺钉周围安装其他螺钉。然后开始肱骨侧准备，用一系列由小到大的锉刀磨锉肱骨髓腔，直至大小适配。此时可安装假体试模，以检查肩关节的活动范围和稳定性。在置入适配的假体后，应再次活动肩关节，以确保假体不会过度填充，足够稳定。

3.6　关闭切口

在假体安放完毕并试验合适后，准备关闭切口。先用生理盐水冲洗切口。如果手术过程有大量出血，可以放置引流管。如果关节周围结构可以修复，首先修复肩胛下肌腱。肌腱的修复方法取决于暴露时肌腱是以何种方式松解的。如果使用肩胛下肌腱切断术，应至少使用3根粗编织缝线"8"字缝合解剖修复肌腱，修复时应注意避免短缩肌腱，否则将导致术后外旋功能受限。如果肩胛下肌是从小结节上剥离，必须使用从肱骨解剖颈延伸到小结节的骨隧道进行修复。同样，需要使用粗的不可吸收的缝线穿过骨隧道和肩胛下肌腱进行固定。如果在手术过程中盂肱关节偏心距变小，肌腱止点可以向内侧移动。最后，如果使用的是小结节截骨的方式松解，重新固定应在肱二头肌腱沟内侧钻孔。粗的不可吸收缝线应绕过小结节并穿入肩胛下肌腱。小结节解剖复位后，采用经骨缝合固定。根据医生的习惯，可以放置钢板来加强修复[26]。

修复肩胛下肌后，可以用不可吸收线松散地连续缝合以关闭三角肌胸大肌肌间沟，以利于再次手术暴露时识别此间隙。根据外科医生的习惯，可以简单地间断缝合皮下组织。同样，皮肤可以用尼龙缝线、丝线、订皮钉或任何其他方法闭合。切口使用干燥敷料或VSD覆盖，将患肢置于带外展枕的吊带中加以保护。

3.7　优点

三角肌胸大肌入路是肩关节置换最常用的入路。这在很大程度上是因为这种方法优点多。该入路是一个神经肌间平面，即利用三角肌和胸大肌之间的平面。它保留了三角肌和胸肌的起点，允许进入肌肉以外的地方，同时可最大限度地减少损伤神经的风险。此外，由于该入路是在肌肉之间而不是分离肌肉，因此采用该入路出血较少。另外，如果骨折发生在肱骨柄的远端，利用肱肌和肱桡肌之间的间隙，很容易将三角肌胸大肌入路扩展到肱骨的前外侧入路。最后，从前方接近盂肱关节可以更容易地进入下方结构，包括肱骨骨赘和下关节囊[35]。通过这种方法，肩胛盂的位置也更容易显露，因为肩胛盂的下部更容易找到。

3.8　缺点

尽管文献中报道不一致，但许多研究表明肩关节置换术后的患者如有肩胛下肌功能不全，则有更大的概率会出现不稳[36-37]。三角肌胸大肌入路需要松解肩胛下肌腱然后进行修复。但这些修复失败的情况并不罕见，导致这些患者存在不稳的风险[24,38]。此外，从前侧暴露盂肱关节会导致难以显露更后方的结构，包括关节盂、关节囊和大结节。当肱骨近端骨折包括较大的大结节骨折块进行肩关节置换术时，这一点尤其需要注意。Lynch等发现，采用三角肌胸大肌入路是全肩关节置换术中神经并发症的独立危险因素[39]。

4　肩关节前上外侧入路

1993年Mackenzie首次描述了肩关节前上外侧入路[40]。它不经过神经界面，因为它需要从肩峰处剥离三角肌前束以及松解喙肩韧带以到达盂肱关节。虽然它最初是为了增加肩关节成形术的暴露，但也经常用于难以处理的肩袖撕裂[41]、肱骨近端骨折，甚至肱二头肌长头腱的修复。肩关节前上外侧入路的麻醉诱导、体位和准备方案同三角肌胸大肌入路。

4.1　浅层解剖

手术侧上肢固定悬垂成功后，外科医生需要触诊并标记肩部的骨性标志，包括肩峰的前后侧缘，以及锁骨和肩锁关节的前缘。从肩峰前外侧角的后方开始，沿锁骨纵轴方向做一个5~7cm的切口（**图8.7**）。切开皮肤和皮下组织，直到覆盖三角肌的筋膜。使用电凝小心止血。然后，手术医生应确定三角肌前部和中部之间的间隙（**图8.8**）。一旦确定间隙，将三角肌纤维自肩峰外侧缘分开约5cm。注意不要将切口延伸至距肩峰外侧缘5cm以上，以尽量减少损伤腋神经的风险[42]。可以在三角肌的远端留置1根固定缝线，以标记腋神经的水平，并防止剥离过程中无意的损伤。在整个手术过程中，应多次检查留置缝线以确保缝线完整。如果发现缝线损坏，应该拆除并重新留置。

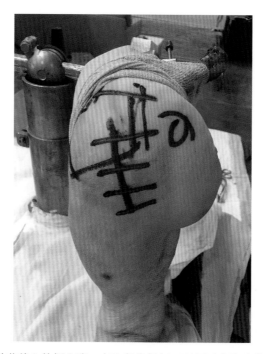

图8.7　表面标记，切口标记为肩关节前上外侧入路。应注意确保切口不超过肩峰边缘以下5cm，以避免医源性腋神经损伤。这是右肩尸体标本

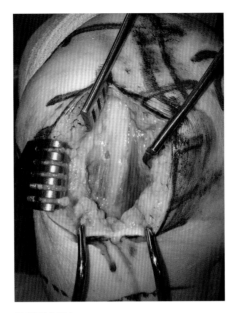

图8.8　在三角肌的前部和中部之间有一条脂肪间隔

4.2　三角肌和喙肩韧带的处理

此时，外科医生需要将三角肌与盂肱关节分开。肩关节前上外侧入路需要从肩峰上切断一部分三角肌纤维。文献中描述了两种松解三角肌前束的方法。以下描述这两种方法，即三角肌剥离和肩峰截骨。

4.2.1　三角肌剥离

Mackenzie最初的文章主张从距肩峰处三角肌止点1~2cm切断三角肌纤维[40]。三角肌应该以骨膜下剥离的方式分离，并且要注意不要从肩峰上切除超过2cm的三角肌，否则将很难修复三角肌止点。在三角肌被牵开后，可以对肩峰前侧进行肩峰成形，以方便暴露肱骨近端[43]。喙肩韧带可以锐性分离或使用电刀将其从肩峰下表面切除。胸肩峰动脉的肩峰分支可能位于三角肌深处，应仔细寻找结扎以防止回缩和出血。此时可以分开三角肌下滑囊，找到肱二头肌长头肌腱，在其起点处切断。从肩峰剥离肌腱需要骨软组织的愈合；然而，最近的一项研究显示，三角肌缝合修复后3个月，腋神经或三角肌功能没有变化[44]。

4.2.2　肩峰截骨

Mole描述了一种肩峰截骨术，以促进骨–骨愈合，从而更加牢固，而不是将三角肌从肩峰上剥离并靠肌肉–骨愈合来修复[7]。一旦分离到肩峰和三角肌的外侧边界，用骨刀截断一小块肩峰以及附着的三角肌和喙肩韧带。牵开三角肌和喙肩韧带，即可暴露盂肱关节。同样，如果碰到胸肩峰动脉的肩峰分支，需要将其结扎。如果需要，应进行肩峰成形术，以便更好地暴露肱骨，为肱骨截骨做准备。切开三角肌下滑囊，找到肱二头肌长头肌腱并在其起点处切断。

4.3 肱骨的暴露

在松解三角肌和喙肩韧带后，可以开始准备肱骨截骨和假体置入。如果对肩胛下肌、冈上肌或冈下肌的功能有任何怀疑，可以在这里进行评估。通过伸展上肢并向内旋转，使大结节进入手术野，可以看到肩袖后侧（**图8.9**）。最初，Mackenzie描述了肩胛下肌腱切断术，以便前脱位和截骨；然而，这种入路时肩胛下肌仍被保留。肱骨头应通过前上脱出，沿肱骨颈切除附着在周围的关节囊。当切除关节囊时要小心，应尽量减少对周围结构的损伤。一旦能够看到肱骨颈，可以根据置入假体的需要沿着肱骨解剖颈截骨。同样，切除的肱骨头不应丢弃，因为它有助于确定植入物的大小。一旦肱骨颈截骨完成，则可将能看到的任何骨赘去除，但后侧和下侧骨赘可能难以显露。

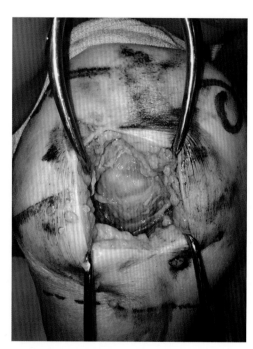

图8.9 三角肌从肩峰上剥离后，可以看到肱骨头和肩袖

4.4 关节盂显露

肱骨颈截骨后，一个弯曲的牵开器可以放置在肩胛盂的下方，以便将肱骨向后下牵出手术野（**图8.10**）。另一个牵开器应放在肩胛下肌腱和肩胛骨前下方之间，以保护位于肩胛颈的下表面附近的腋神经。然后，使用手术刀或电刀将关节盂外周的关节囊及盂唇切除。

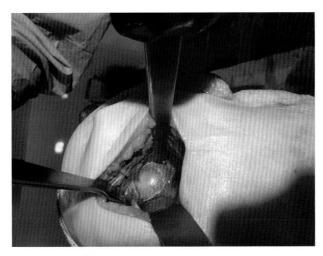

图8.10　肱骨内收后，采用前上入路可暴露肩关节盂

4.5　假体置入前的准备

当肱骨和关节盂充分暴露后，就可以准备假体置入。一般将导针置于关节盂的中心，然后以关节盂中心磨锉关节盂。由于肱骨的阻挡，会明显干扰肩胛骨侧骨床的准备，因此在使用这种入路时应非常小心，以确保假体可以达到适当的下倾角。确定合适的平面后，根据假体要求的方法对关节盂进行扩孔和准备。然后置入关节盂假体试模，一旦放置好，就可以准备肱骨髓腔，随后根据假体要求的方案进行开孔和扩孔。放置试模，并在放置最终假体之前活动肩关节验证其稳定性和活动范围。

4.6　关闭切口

一旦假体安放成功，复位肩关节并进行全方位的活动，以确保足够的稳定性和活动范围。用大量生理盐水冲洗切口，局部应用抗生素。如果需要引流，可以在切口关闭之前置入引流管。此入路最重要的是将三角肌修复到肩峰附着处。三角肌修复的方法将根据剥离的方法不同而略有不同。

如果三角肌是从肩峰骨膜下剥离，则必须使用粗的、不可吸收的缝线经骨缝合进行修复。任何粗线的缝合针都可以无须使用电钻即可穿过肩峰；然而，如果骨质质量很好，可以使用钻头钻孔[44]。缝线应该穿过足够厚度的三角肌以确保缝线不会撕裂肌肉。如果采用肩峰截骨术，缝线应绕过肩峰的截骨块，并在三角肌内留有足够的间隙，以防止缝线撕裂三角肌纤维。

将三角肌与肩峰充分修复后，三角肌前中束的间隙使用0号Vicryl或聚二氧环酮（PDS）缝线缝合，缝合时采用直线缝合或"8"字缝合。缝合时注意避免过于靠远端，以免损伤腋神经。皮下采用可吸收的2-0缝线闭合，皮肤用尼龙线缝合或其他方法闭合。缝合完毕后，切口使用干燥敷料或VSD覆盖，并将手臂置于带外展枕的吊带中保护。

4.7　优点

肩关节前上外侧入路与三角肌胸大肌入路相比有几个优点。其中最重要的是此入路不破坏肩胛下肌。虽然Mackenzie最初描述的入路是肩胛下肌腱切断术，但现代外科医生已经对这种入路进行了改良，以避免损伤肩胛下肌。Miller等报道，利用肩胛下肌腱切断术进行肩关节置换术，并且进行了适当修复，但其术后肩胛下肌的功能大多存在缺陷[45]。Jackson等使用超声研究了肌腱切断术后修复后的肩胛下肌腱，发现其较高的再撕裂率与随后的功能下降有关[46]。此外，早期文献表明肩胛下肌缺陷会导致术后肩关节不稳定发生率更高[36]，虽然其他研究并未提示显著差异[47]。

肩关节前上外侧入路在暴露肩部后部结构方面也更优越，如关节盂后侧和后侧肩袖。对于肱骨近端三部分或四部分骨折尤其有用，因为这种骨折中，肩袖附着的大结节骨折片会被拉向后方和上方[44]。从历史研究中可以知道，肩关节前上外侧入路显露肩胛盂要优于三角肌胸大肌入路。它可以显示整个肩胛盂，更好地定位肩胛骨位置。此外，它能使肩胛盂侧的准备更容易，特别是对于肥胖患者和肩胛盂可能后倾的患者。

4.8　缺点

尽管肩胛盂整体较易暴露，但肩关节前上外侧入路暴露肩胛盂下侧更加困难。因此，很难做到足够的关节盂下倾，这可能导致肩胛骨切迹和随后的关节盂部分失败[35,48-49]。此外，由于暴露和去除这些骨赘极其困难，关节盂下侧骨赘是该入路的相对禁忌证。此外，理论上还有一个缺点，那就是三角肌力量减弱。目前还没有关于使用该入路后三角肌修复或三角肌功能状况的研究文献。然而，由于三角肌到肩峰的修复属于肌肉–骨愈合，三角肌可能难以愈合并随后出现功能障碍，尤其是当置入依赖于完整三角肌功能的反向肩关节假体时。使用肩峰截骨术暴露时，理论上有医源性骨折的风险。然而，一项比较两种入路的研究发现，三角肌胸大肌入路的患者肩峰骨折发生率明显高于肩关节前上外侧入路[7]。肩关节前上外侧入路的最后一个缺点是，如果遇到肱骨假体周围骨折，无法将切口向远端延伸。因为它没有利用肌间平面，且在切口的远端是腋神经，所以它不能延伸到肱骨中段。Webb在肱骨近端骨折的手术技术中指出，如果需要暴露远端，可以找到和保护腋神经，在腋神经下方放置钢板[44]。

5　其他可选择的入路

三角肌胸大肌入路和肩关节前上外侧入路是肩关节置换术中最常用的入路；然而，文献中也描述了其他的盂肱关节入路。Lafosse等描述了一种解剖型全肩关节置换术的方法，该方法保留了所有的肩袖肌腱，并通过旋转间隙进行[50]。这个入路和肩关节前上外侧入路很相似，在三角肌前束和中束之间分开三角肌纤维。同样，与肩关节前上外侧入路相似，作者在切除下侧骨赘以及进行肱骨解剖颈截骨和肱骨头测量时遇到困难。尽管没有与三角肌胸大肌入路进行比较，但该方法的2年随访数据仍然显示出令人满意的结果。

Bellamy等进行了一项尸体研究，分析了更微创的肩胛下肌入路，包括部分肌腱切断和肩胛下肌腱切开术[51]。在这项研究中，他们可以通过此入路看到并测量了关节盂和肱骨的平均面积。他们发现所有这些入路都有足够的关节盂暴露；然而，对于以肱骨为基础的手术，难以较好地暴露肱骨，行部分肌腱切断术则可以达到较好的暴露。

Gagey等报道了53例6年内经后外侧入路行解剖型全肩关节置换术的患者的结果[52]。该入路患者处于侧卧位，在三角肌后段和中段之间做一个后方切口。切除滑囊以定位外旋肌腱。通过大结节截骨术牵开肌腱，显露盂肱关节。然后，以类似于三角肌胸大肌入路部分所述的小结节截骨术的方式修复大结节截骨。此入路可以获得肩关节置换术中充分地暴露；然而，作者确实注意到两个无法解释的三角肌萎缩的病例。Brodsky描述了一种改良的后侧入路，该入路利用了小圆肌和冈下肌之间的神经间隙，可以保留外旋肌[53]；然而，没有文献表明这一入路可以用于肩关节置换术。

英国的一项尸体研究比较了这三种可选入路，他们发现，与肩胛下肌腱切开入路或通过旋转间隙入路相比，盂肱关节后入路可显著改善暴露[54]。他们还测量了这些入路对肩袖的平均拉力，发现肩胛下肌腱切开入路对肩袖施加的力明显更大。在这些入路取代三角肌胸大肌入路或肩关节前上外侧入路之前，需要进行更多的研究，以确保通过这些入路可以降低术后并发症发病率。

6　结论

三角肌胸大肌入路比肩关节前上外侧入路应用更广泛，特别是在肩关节置换术中，关于这两种入路的结果和并发症的文献很多。施行这两种入路，均可以成功地实施肩关节置换术[1,7,55-56]。当肩胛下肌功能有缺陷时，三角肌胸大肌入路术后肩关节不稳定的风险增加。肩关节前上外侧入路需要较高的肩胛骨压迹暴露。每种方法都有其独特的优点和缺点，每种方法也都可以成功地用于肩关节置换术。在选择入路时，手术医生的习惯和入路的适应性应该是最重要的决定因素。

作者信息

Brian W. Sager and Michael Khazzam*

*: Address all correspondence to: drkhazzam@yahoo.com

University of Texas Southwestern Medical Center, Department of Orthopaedic Surgery, Dallas, Texas, USA

参考文献

[1] Bufquin T, Hersan A, Hubert L, Massin P. Reverse shoulder arthroplasty for the treatment of three- and four-part fractures of the proximal humerus in the elderly: A prospective review of 43 cases with a short-term follow-up. The Journal of Bone and Joint Surgery British. 2007;**89**(4):516-520.

[2] Cuff D, Pupello D, Virani N, Levy J, Frankle M. Reverse shoulder arthroplasty for the treatment of rotator cuff deficiency. The Journal of Bone and Joint Surgery America. 2008;**90**(6):1244-1251.

[3] Green A, Norris TR. Shoulder arthroplasty for advanced glenohumeral arthritis after anterior instability repair. Journal of Shoulder and Elbow Surgery. 2001;**10**(6):539-545.

[4] Mulieri P, Dunning P, Klein S, Pupello D, Frankle M. Reverse shoulder arthroplasty for the treatment of irreparable rotator cuff tear without glenohumeral arthritis. The Journal of Bone and Joint Surgery America. 2010;**92**(15):2544-2556.

[5] Neer CS, 2nd. Replacement arthroplasty for glenohumeral osteoarthritis. The Journal of Bone and Joint Surgery America. 1974;**56**(1):1-13.

[6] Carayon A, Cornet L, Huet R. Deltopectoral approach: Value and indications in vasculonervous lesions of the axilla. Medecine Tropicale (Mars). 1958;**18**(4):708-719.

[7] Mole D, Wein F, Dezaly C, Valenti P, Sirveaux F. Surgical technique: The anterosuperior approach for reverse shoulder arthroplasty. Clinical Orthopaedics and Related Research. 2011;**469**(9):2461-2468.

[8] Li X, Eichinger JK, Hartshorn T, Zhou H, Matzkin EG, Warner JP. A comparison of the lateral decubitus and beach-chair positions for shoulder surgery: Advantages and complications. Journal of the American Academy of Orthopaedic Surgeons. 2015;**23**(1):18-28.

[9] Hynson JM, Tung A, Guevara JE, Katz JA, Glick JM, Shapiro WA. Complete airway obstruction during arthroscopic shoulder surgery. Anesthesia & Analgesia. 1993;**76**(4): 875-878.

[10] Pohl A, Cullen DJ. Cerebral ischemia during shoulder surgery in the upright position: A case series. Journal of Clinical Anesthesiology. 2005;**17**(6):463-469.

[11] Yano K, Minoda Y, Sakawa A, Kuwano Y, Kondo K, Fukushima W, Tada K. Positive nasal culture of methicillin-resistant Staphylococcus aureus (MRSA) is a risk factor for surgical site infection in orthopedics. Acta Orthopaedica. 2009;**80**(4):486-490.

[12] Bosco JA, Bookman J, Slover J, Edusei E, Levine B. Principles of antibiotic prophy laxis in total joint arthroplasty: Current concepts. Journal of the American Academy of Orthopaedic Surgeons. 2015;**23**(8):e27-35.

[13] Friedman RJ, Gordon E, Butler RB, Mock L, Dumas B. Tranexamic acid decreases blood loss after total shoulder arthroplasty. Journal of Shoulder and Elbow Surgery. 2016;**25**(4):614-618.

[14] Gillespie R, Shishani Y, Joseph S, Streit JJ, Gobezie R. Neer Award 2015: A random ized, prospective evaluation on the effectiveness of tranexamic acid in reducing blood loss after total shoulder arthroplasty. Journal of Shoulder and Elbow Surgery. 2015;**24**(11):1679-1684.

[15] Sanchez-Sotelo J, Sperling JW, Rowland CM, Cofield RH. Instability after shoulder arthroplasty: Results of surgical treatment. The Journal of Bone and Joint Surgery America. 2003;85-A(4):622-631.

[16] Buecking B, Mohr J, Bockmann B, Zettl R, Ruchholtz S. Deltoid-split or deltopectoral approaches for the treatment of displaced proximal humeral fractures? Clinical Orthopaedics and Related Research. 2014;**472**(5):1576-1585.

[17] Gerber C, Pennington SD, Yian EH, Pfirrmann CA, Werner CM, Zumstein MA. Lesser tuberosity osteotomy for total shoulder arthroplasty. Surgical technique. The Journal of Bone and Joint Surgery America. 2006;**88**(Suppl 1 Pt 2):170-177.

[18] Habermeyer P, Magosch P, Lichtenberg S. Recentering the humeral head for glenoid deficiency in total shoulder

arthroplasty. Clinical Orthopaedics and Related Research. 2007;**457**:124-132.

[19]　Harryman DT, 2nd. Common surgical approaches to the shoulder. Instructional Course Lectures. 1992;**41**:3-11.

[20]　Radkowski CA, Richards RS, Pietrobon R, Moorman CT, 3rd. An anatomic study of the cephalic vein in the deltopectoral shoulder approach. Clinical Orthopaedics and Related Research. 2006;**442**:139-142.

[21]　Boardman ND, 3rd, Cofield RH. Neurologic complications of shoulder surgery. Clinical Orthopaedics and Related Research. 1999;**368**:44-53.

[22]　Gerber C, Yian EH, Pfirrmann CA, Zumstein MA, Werner CM. Subscapularis muscle function and structure after total shoulder replacement with lesser tuberosity osteotomy and repair. The Journal of Bone and Joint Surgery America. 2005;**87**(8):1739-1745.

[23]　Torchia ME, Cofield RH, Settergren CR. Total shoulder arthroplasty with the Neer prosthesis: Long-term results. Journal of Shoulder and Elbow Surgery. 1997;**6**(6):495-505.

[24]　Armstrong A, Lashgari C, Teefey S, Menendez J, Yamaguchi K, Galatz LM. Ultrasound evaluation and clinical correlation of subscapularis repair after total shoulder arthroplasty. Journal of Shoulder and Elbow Surgery. 2006;**15**(5):541-548.

[25]　Scalise JJ, Ciccone J, Iannotti JP. Clinical, radiographic, and ultrasonographic comparison of subscapularis tenotomy and lesser tuberosity osteotomy for total shoulder arthroplasty. The Journal of Bone and Joint Surgery America. 2010;**92**(7):1627-1634.

[26]　Defranco MJ, Higgins LD, Warner JJ. Subscapularis management in open shoulder surgery. Journal of the American Academy of Orthopaedic Surgeons. 2010;**18**(12):707-717.

[27]　Lapner PL, Sabri E, Rakhra K, Bell K, Athwal GS. Healing rates and subscapularis fatty infiltration after lesser tuberosity osteotomy versus subscapularis peel for exposure during shoulder arthroplasty. Journal of Shoulder and Elbow Surgery. 2013;**22**(3):396-402.

[28]　Giuseffi SA, Wongtriratanachai P, Omae H, Cil A, Zobitz ME, An KN, Sperling JW, Steinmann SP. Biomechanical comparison of lesser tuberosity osteotomy versus subscapularis tenotomy in total shoulder arthroplasty. Journal of Shoulder and Elbow Surgery. 2012;**21**(8):1087-1095.

[29]　Van den Berghe GR, Nguyen B, Patil S, D'Lima DD, Mahar A, Pedowitz R, Hoenecke HR. A biomechanical evaluation of three surgical techniques for subscapularis repair. Journal of Shoulder and Elbow Surgery. 2008;**17**(1):156-161.

[30]　Van Thiel GS, Wang VM, Wang FC, Nho SJ, Piasecki DP, Bach BR, Jr., Romeo AA. Biomechanical similarities among subscapularis repairs after shoulder arthroplasty. Journal of Shoulder and Elbow Surgery. 2010;**19**(5):657-663.

[31]　Iannotti JP, Gabriel JP, Schneck SL, Evans BG, Misra S. The normal glenohumeral relationships. An anatomical study of one hundred and forty shoulders. The Journal of Bone and Joint Surgery America. 1992;**74**(4):491-500.

[32]　Duparc F, Bocquet G, Simonet J, Freger P. Anatomical basis of the variable aspects of injuries of the axillary nerve (excluding the terminal branches in the deltoid muscle). Surgical and Radiologic Anatomy. 1997;**19**(3):127-132.

[33]　Loomer R, Graham B. Anatomy of the axillary nerve and its relation to inferior capsular shift. Clinical Orthopaedics and Related Research. 1989;**243**:100-105.

[34]　Kelly JD, 2nd, Humphrey CS, Norris TR. Optimizing glenosphere position and fixation in reverse shoulder arthroplasty, Part One: The twelve-mm rule. Journal of Shoulder and Elbow Surgery. 2008;**17**(4):589-594.

[35]　Gillespie RJ, Garrigues GE, Chang ES, Namdari S, Williams GR, Jr. Surgical exposure for reverse total shoulder arthroplasty: Differences in approaches and outcomes. Orthopedic Clinics of North America. 2015;**46**(1):49-56.

[36]　Edwards TB, Williams MD, Labriola JE, Elkousy HA, Gartsman GM, O'Connor DP. Subscapularis insufficiency and the risk of shoulder dislocation after reverse shoulder arthroplasty. Journal of Shoulder and Elbow Surgery. 2009;**18**(6):892-896.

[37]　Trappey GJT, O'Connor DP, Edwards TB. What are the instability and infection rates after reverse shoulder arthroplasty? Clinical Orthopaedics and Related Research. 2011;**469**(9):2505-2511.

[38] Miller BS, Joseph TA, Noonan TJ, Horan MP, Hawkins RJ. Rupture of the subscapularis tendon after shoulder arthroplasty: Diagnosis, treatment, and outcome. Journal of Shoulder and Elbow Surgery. 2005;**14**(5):492-496.

[39] Lynch NM, Cofield RH, Silbert PL, Hermann RC. Neurologic complications after total shoulder arthroplasty. Journal of Shoulder and Elbow Surgery. 1996;**5**(1):53-61.

[40] Mackenzie D. The antero-superior exposure for total shoulder replacement. Orthopaedics and Traumatology. 1993;**2**(2):71-77.

[41] Warner JP, Krushell RJ, Masquelet A, Gerber C. Anatomy and relationships of the supra-scapular nerve: Anatomical constraints to mobilization of the supraspinatus and infra spinatus muscles in the management of massive rotator-cuff tears. The Journal of Bone and Joint Surgery America. 1992;**74**(1):36-45.

[42] Burkhead WZ, Jr, Scheinberg RR, Box G. Surgical anatomy of the axillary nerve. Journal of Shoulder and Elbow Surgery. 1992;**1**(1):31-36.

[43] Neer CS, 2nd. Anterior acromioplasty for the chronic impingement syndrome in the shoulder: A preliminary report. The Journal of Bone and Joint Surgery America. 1972;**54**(1):41-50.

[44] Webb MF, Funk L. An anterosuperior approach for proximal humerus fractures. Techniques in Shoulder & Elbow Surgery. 2006;**7**(2):77-81.

[45] Miller SL, Hazrati Y, Klepps S, Chiang A, Flatow EL. Loss of subscapularis function after total shoulder replacement: A seldom recognized problem. Journal of Shoulder and Elbow Surgery. 2003;**12**(1):29-34.

[46] Jackson JD, Cil A, Smith J, Steinmann SP. Integrity and function of the subscapularis after total shoulder arthroplasty. Journal of Shoulder and Elbow Surgery. 2010;**19**(7):1085-1090.

[47] Clark JC, Ritchie J, Song FS, Kissenberth MJ, Tolan SJ, Hart ND, Hawkins RJ. Complication rates, dislocation, pain, and postoperative range of motion after reverse shoulder arthroplasty in patients with and without repair of the subscapularis. Journal of Shoulder and Elbow Surgery. 2012;**21**(1):36-41.

[48] Levigne C, Boileau P, Favard L, Garaud P, Mole D, Sirveaux F, Walch G. Scapular notching in reverse shoulder arthroplasty. Journal of Shoulder and Elbow Surgery. 2008;**17**(6):925-935.

[49] Melis B, DeFranco M, Ladermann A, Mole D, Favard L, Nerot C, Maynou C, Walch G. An evaluation of the radiological changes around the Grammont reverse geometry shoulder arthroplasty after eight to 12 years. The Journal of Bone and Joint Surgery British. 2011;**93**(9):1240-1246.

[50] Lafosse L, Schnaser E, Haag M, Gobezie R. Primary total shoulder arthroplasty performed entirely thru the rotator interval: Technique and minimum two-year outcomes. Journal of Shoulder and Elbow Surgery. 2009;**18**(6):864-873.

[51] Bellamy JL, Johnson AE, Beltran MJ, Hsu JR, Skeletal Trauma Research Consortium (STReC). Quantification of the exposure of the glenohumeral joint from the minimally invasive to more invasive subscapularis approach to the anterior shoulder: A cadaveric study. Journal of Shoulder and Elbow Surgery. 2014;**23**(6):895-901.

[52] Gagey O, Spraul JM, Vinh TS. Posterolateral approach of the shoulder: Assessment of 50 cases. Journal of Shoulder and Elbow Surgery. 2001;**10**(1):47-51.

[53] Brodsky JW, Tullos HS, Gartsman GM. Simplified posterior approach to the shoulder joint. A technical note. The Journal of Bone and Joint Surgery America. 1987;**69**(5):773-774.

[54] Amirthanayagam TD, Amis AA, Reilly P, Emery RJ. Rotator cuff-sparing approaches for glenohumeral joint access: An anatomic feasibility study. Journal of Shoulder and Elbow Surgery. 2017;**26**(3):512-520.

[55] Levy O, Copeland SA. Cementless surface replacement arthroplasty of the shoulder. 5- to 10-year results with the Copeland mark-2 prosthesis. The Journal of Bone and Joint Surgery British. 2001;**83**(2):213-221.

[56] Matsen FA, 3rd, Boileau P, Walch G, Gerber C, Bicknell RT. The reverse total shoulder arthroplasty. The Journal of Bone and Joint Surgery America. 2007;**89**(3):660-667.